KB175380

백년
심장
만들기

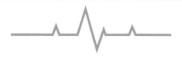

최고의 명의가 알려주는
100세까지 건강한 심장을
유지하는 법

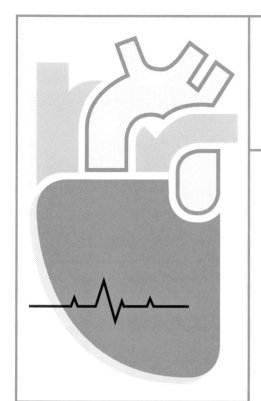

백년
심장
만들기

이케타니 도시로 지음
이효진 옮김 | 주현철 감수

한스미디어

평범한 일상 속에서 실천할 수 있는 심장 건강 지침서

심장 및 대동맥 질환을 다루고 수술을 해왔던 심장혈관외과 전문의로서 심혈관 질환을 앓고 있는 수많은 환자들을 접해왔다. 심혈관 질환이 고령화 사회의 특징적인 질환이지만, 실제 40대 초반의 환자부터 90세 이상의 환자들까지 다양한 연령의 환자들이 분포한다. 40~50대 환자들의 경우 비교적 젊은 나이에 찾아온 심혈관 질환에 무척 당황해하고 '왜 나에게 이런 위험한 질환이 찾아왔는가'를 묻곤 한다. 그분들의 질환 원인을 면밀히 살펴보면, 일부 유전 질환의 형태를 제외하고 많은 경우 실제 심혈관 나이는 70대 이상의 수준으로 망가져 있는 경우를 종종 보게 된다. 실제 연령은 40~50대이지만 심혈관 나이는 70대 이상으로 노화되어 망가져 있는 것이다. 젊은 시절부터 지속되고 방치되어왔던 동맥 경화를 유발하는 흡연과 생활 패턴의 반복이 원인인 것이다. 한편 심혈관 질환 없이 건강한 삶을 유지하는 80대 환자분의 경우 실제 심혈관 나이를 정밀 검사해보면 심혈관 나이는 40대도 채 되지 않을 정도의 건강한 심혈관 나이를 유지하기도 한다. 결국 심혈관 질환이 고령화와 상관관계가 있는 질환이지만, 어떻게 관리하느냐가 또한 무척 중요한 질환임에는 틀림없다.

이런 면에서 이 책은 우리에게 시사하는 바가 크다. 이 책은 현대를 살아가는 사람들의 가장 위험한 질환으로 알려져 있고 현대인 사망률 1위에 육박하는 심장 및 혈관 질환을 광범위하게 다루고 있다. 단순한 질환 소개뿐만 아니라 이 질환을 일으키는 근본적인 원인을 설명해주고 이를 극복하고 예방하기 위한 구체적인 지침을 소개하고 있다. 다른 많은 저서들이 심혈관 질환의 병태 생리와 치료에 집중한다면, 이 책은 심혈관 질환을 막기 위한 다방면의 방법을 다룬다는 점에서 심혈관 질환을 예방하고 관리하기 위한 구체적인 지침을 얻는 데 많은 도움이 될 것으로 생각된다.

이 책을 감수하면서 두드러지게 느꼈던 점은 이 책은 평소 우리의 평범한 일상이 어떻게 심장 및 대동맥 질환과 연결되어 있는가를 잘 설명하고 있다는 점이다. 무심코 취하는 사소한 자세나, 수면 패턴, 식사 패턴, 운동 부족, 마음가짐까지 이런 모든 일상이 우리의 심장 및 대동맥 건강에 연결되어 있음을 알려주고 있다. 이뿐만 아니라 심장 건강에 악영향을 주는 구체적인 위험 생활 요소들을 설명해주고 극복할 수 있는 대안까지 제시하고 있다. 특히 무엇보다도 중요하다고 할 수 있는 식생활 관련 소개는 무척이나 도움이 될 것으로 보인다. 독자들이 이 책에서 제시하고 있는 사소한 일상 하나하나부터 고쳐나간다면 심장 및 혈관 건강에 점점 다가갈 수 있을 것이다.

마지막으로 이 책을 읽고 심장 건강을 위해 실천해갈 독자들에게 하고 싶은 말은, 현재 건강한 심장을 가진 분이라면 이를 지키기 위한 작은 실천을, 심혈관 질환을 앓고 있거나 가족력이 있는 분은 전문의의 도움과 함께 극복을 위한 작은 실천을 시작하시면 좋겠다.

연세대학교 신촌세브란스 심혈관외과

주현철

심장 건강에 대해
생각해본 적 있나요?

'혈관 전문가'가 알려주는
100년 동안 심장 건강을 유지하는 법

심장은 잘 관리하면 오래 사용할 수 있다

이제는 인생 100세 시대라고 합니다. 모두가 장수할 수 있는 시대가 된 것입니다. 오래 살기를 바라는 사람도 많겠지만 정말로 오래 살기만 하면 되는 것일까요? '건강하게 오래 사는 것'이 많은 사람의 바람입니다. '누워서만 지내도 좋으니 오래 살고 싶다', '오랫동안 병으로 몸과 마음이 지치더라도 장수하고 싶다'라고 생각하는 사람은 없을 것입니다.

그렇다면 어떻게 하면 건강하게 오래 살 수 있을까요? 여기서 중요한 것이 바로 '심장 건강'입니다. 심장병은 암에 이어 일본인의 사망 원인 2위이고, 미국에서는 1위입니다(통계청의 사망 원인 통계에 따르면 한국인 사망 원인 2위도 심장 질환이다-옮긴이). 전 세계적으로 보면 심장병은 사망 원인 1위입니다.

수명과 연관이 있는 만큼, 심장 건강에 문제가 생기면 심각한 상황을 초래할 수 있습니다. 하지만 감사하게도 우리는 노력을 통해 심장병을 예방하고 심장을 튼튼하게 단련할 수 있습니다. 게다가 대부분이 일상생활 속에서 실천할 수 있는 일들입니다. 구체적으로는 식사, 운동, 수면, 그리고 정신 건강(스트레스 해소)입니다.

심장은 잘만 관리하면 우리의 기대를 저버리는 일 없이 오랫동안 잘 버텨줍니다. 여러분도 꼭 100년 동안 심장 건강을 유지하길 바랍니다. 그것이 바로 이 책에서 가장 전하고 싶은 메시지입니다.

혈관 상태가 건강을 좌우한다:
심장 자체도 혈관 건강과 밀접한 관련이 있다

저는 언론에서는 '혈관 전문의'라고 소개될 때가 많은데 원래는 순환기가 전문 분야입니다. 순환기과는 주로 '혈관과 심장을 보는 과'입니다. 저는 100세까지 건강하게 살아가려면 '혈관이 탄력 있고 유연해야 한다'라고 강조해왔습니다. 온몸의 장기는 혈관을 통해 산소나 영양분을 공급받고 있기 때문에 '혈관 건강'이 우리 몸의 건강을 좌우한다고 해도 과언이 아닙니다.

물론 심장 자체도 혈관 건강과 밀접한 관련이 있습니다. 심장은 직접 연결된 대동맥으로 혈액을 보내고 그 혈액은 또다시 여러 갈

래의 혈관으로 갈라져 조금씩 좁아지는 말초 동맥으로 흘러갑니다. 혈관이 탄력 있고 유연하면 혈류의 저항이 줄어들어 '펌프' 역할을 하는 심장의 부담도 감소합니다. 또한 심장도 대동맥에서 갈라지는 관상 동맥을 통해 산소를 공급받기 때문에 관상 동맥이 탄력 있고 유연해야 심장이 정상적인 역할을 할 수 있습니다.

이러한 이유로 심근경색이나 협심증, 심부전과 같은 '심장 질환'을 피하기 위해서는 '혈관의 힘을 키우는 것'이 중요하다고 강조해 왔습니다. 저도 혈관의 힘을 키우기 위해 생활 습관을 개선한 결과, 실제 연령은 60세인데 혈관 연령은 30세로 젊어졌습니다. 매일 차이는 있지만 대체로 30대 초반의 혈관 연령을 유지하고 있습니다.

심장 건강이 더욱 중요해졌다

그리고 저는 지금이 심장 건강에 대해 이야기하기 딱 좋은 시기라고 생각합니다. 왜냐하면 코로나19로 인해 우리를 둘러싼 환경이나 생활 습관, 심리 상태 등이 크게 변화했기 때문입니다. 코로나19의 확산으로 인해 늘어난 '과식', '운동 부족' 등의 나쁜 생활 습관은 내장 비만을 늘리고 고혈압이나 당뇨병, 이상지질혈증 등의 동맥 경화 위험 인자를 악화시킵니다. 게다가 완전히 달라진 생활은 심리적 불안을 초래하고 스트레스로 작용해 자율 신경에도 나쁜 영향을 줍니다. 이것은 심장 건강에는 매우 해롭습니다.

이러한 상황 속에서 2023년이 되자 코로나도 엔데믹을 맞이할 것이라는 기대감이 커졌습니다. 지금까지 집에서 머무르는 시간이 길었던 사람도 밖으로 나갈 기회가 늘어나고 자제했던 스포츠 활동, 산과 바다에서 여가를 즐기는 사람도 많아질 것입니다. 물론 반가운 일이지만 심장 건강을 위해서는 주의해야 할 점이 있습니다.

앞서 말했듯이 심장 건강에 해로운 생활을 하다가 **갑자기 운동을 하거나 심박수를 높이는 행동을 하면 심장은 크게 부담을 느끼기 때문입니다.** 지금까지 조용하게 지냈는데 갑자기 활동적으로 생활하면 심장은 그 변화에 적응하지 못하고, 최악의 경우 심근경색 등의 혈관 질환을 일으킬 수 있습니다.

코로나19 이후 초고령 사회인 일본에서는 심혈관 질환 발병률이 증가하지 않을까 우려하는 목소리도 큽니다. 심혈관 질환 팬데믹이라고 불리는 사태가 발생할 수 있다는 지적도 있습니다. 혈관의 힘을 약화하고 심장에 부담을 주는 나쁜 생활 습관이 심혈관 질환의 위험성을 높여 발병 시기를 앞당기는 것입니다.

이런 상황이기 때문에 '심장 건강'에 관심을 가지고 생활 습관 개선에 힘쓰는 일이 무엇보다 중요합니다. 그것이야말로 젊고 건강하게 100세 인생을 살아가는 데 꼭 필요한 요소입니다.

이 책에서는 '100년 동안 건강한 심장'을 유지하기 위해 일상생활 속에서 할 수 있는 일, 운동, 수면, 식사, 정신 건강 등의 관리 방법을 다양한 관점에서 조언합니다. 지금까지 심장병에 관한 책은 있었지만 '심장 건강'을 위해 일상생활 속에서 할 수 있는 일을 자세하게 소개하는 책은 없었습니다.

그러한 의미에서 획기적인 책이 되리라 생각합니다. 이 책은 '100년 동안 건강한 심장'을 유지하기 위한 설명서입니다. 한 집에 한 권씩 두고 싶을 정도로 중요한 정보가 담겨 있습니다.

심장은 '바르게' 사용하면 '오랫동안 건강하게' 자신의 역할을 다합니다. 건강한 심장은 하루하루 활기찬 생활을 할 수 있게 해주고 건강 수명을 늘리는 데 도움을 줍니다. '100년 동안 건강한 심장을 유지'하는 일은 결코 꿈이 아닙니다.

경기 침체, 환경 문제 등 해결해야 할 과제가 있지만 문화와 기술도 함께 발전하고 있어 10년 후, 20년 후에는 지금과는 또 다른 풍경이 펼쳐지리라 생각합니다. 오래 살기만 해도 누릴 수 있는 행복과 색다른 경험이 기다리고 있을 것입니다. 이 책을 계기로 '100년 동안 건강한 심장'을 갖기 위한 생활을 시작해보면 어떨까요?

목차

**PART
1**

우선 심장에 해로운 5가지 나쁜 습관을 개선하자
심장의 수명을 단축하는 생활 습관

이런 생활 습관이 심장에 부담을 준다!

**PART
2**

심장 건강은 '생활 습관 개선'부터 시작해야 한다!
심장에 좋은 아침, 점심, 저녁, 밤을 보내는 방법

심장에 이로운 '아침 시간 보내는 법'

PART 3

매일매일 쉽게 실천할 수 있다!
'심장 건강에 좋은 최고의 식사', 5가지 비결

PART
6

'마법의 말'과 약간의 '발상 전환'으로 심장의 부담이 한결 줄어든다!
스트레스와 분노를 한 번에 없애는 방법

특별부록 간단한 레시피로 10대 주요 성분을 효율적으로 섭취하자!
심장에 좋은 10가지 슈퍼 푸드와 5가지 슈퍼 드링크

저자가 추천하는 슈퍼 푸드

저자가 추천하는 슈퍼 드링크

마무리하며 … 264

심장 건강에 좋은
3가지 핵심 요소는?

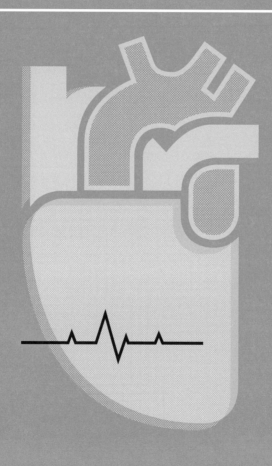

여러분의 심장은 괜찮나요?
'심장에 해로운 생활 습관' 체크리스트

'심장 건강'에 대해 생각해본 적 있나요? 제가 생각하는 '심장에 좋은 생활 습관'을 설명하기 전에 다음 리스트를 보며 심장에 이로운 생활을 하고 있는지, 반대로 심장에 해로운 생활 습관은 없는지 평소 생활을 점검해보세요. 심장에 부담을 주는 습관이나 행동, 생활 습관병은 없는지 확인해봅시다.

- ☐ 짜게 먹는다.
- ☐ 비만(BMI 25 이상)이다.
- ☐ 화를 잘 낸다.
- ☐ 매일 과도한 스트레스를 받는다.
- ☐ 영양소를 균형 있게 섭취하지 않고 있다.
- ☐ 수면 시간이 짧고, 쉽게 잠들지 못하며 아침에 잘 일어나지 못한다.
- ☐ 담배를 피운다.
- ☐ 술을 많이 마신다.
- ☐ 불규칙한 생활을 한다.
- ☐ 부부 사이가 좋지 않다.
- ☐ 혈압이 높다(고혈압).
- ☐ 검진에서 이상지질혈증이라는 진단이 나왔다.
- ☐ 당뇨가 있다.
- ☐ 취미가 없다.
- ☐ 운동 부족이다.

백년 심장 만들기

한 가지라도 해당한다면 주의해야 합니다. 해당하는 항목이 많을수록 '심장에 해로운 생활'을 하고 있다는 의미입니다.

심장 건강을 지키는 데 중요한 3가지 요소는?

심장 건강을 지키는 데 가장 중요한 3가지 핵심 요소는 다음과 같습니다.

> ❶ 관상 동맥(심장 혈관)을 부드럽게 유지한다.
> ❷ 혈압과 심박수를 무의미하게 올리지 않도록 노력한다.
> ❸ 심장병을 예방한다.

❶의 관상 동맥이란 심장을 감싸고 있는 혈관을 말합니다. 이 관상 동맥이 심장에 영양분과 산소를 공급합니다. 관상 동맥이 '동맥 경화'로 좁아지면 심장에 충분한 혈액이 흘러 들어가지 못해 최악의 경우 심근경색 등 심각한 질병을 일으킵니다.

따라서 우선은 **관상 동맥에서 동맥 경화가 발생하지 않도록** 하는 것이 '심장 건강'을 유지하는 데 매우 중요합니다. ❶의 내용을 염두에 두고 ❷, ❸도 신경 쓰는 것이 좋습니다.

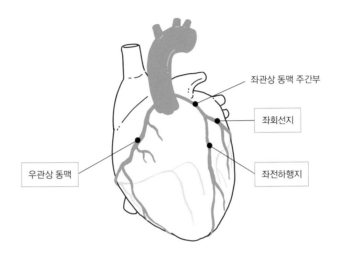

위 그림을 보면 심장을 감싸고 있는 3개의 관상 동맥이 보이는데, 이 관상 동맥에 대해 조금 더 자세히 알아보겠습니다.

심장 건강의 중요한 3가지 핵심 요소 ①

관상 동맥을
부드럽게 유지한다

조금 의학적인 이야기를 하자면, 우리는 'ATP(adenosine triphosphate, 아데노신삼인산)'라는 물질을 분해할 때 만들어지는 에너지를 이용해 생명을 유지합니다.

ATP는 '근육(세포)'에서 생성되는데 그 방법은 2가지가 있습니다. '산소를 사용하는 방식(유산소)'과 '산소를 사용하지 않는 방식(무산소)'입니다. 무산소 방식은 단시간에 에너지를 만들어내지만 그 양이 적기 때문에 장시간 운동에는 적합하지 않습니다.

이에 반해 유산소 방식은 순간적인 에너지 공급에는 맞지 않지만 많은 에너지를 만들어내기 때문에 장시간 운동이 가능합니다. 예를 들면 100m 달리기와 같이 단시간 운동이라면 무산소 방식도 문제없지만 장거리 달리기는 유산소 방식으로 에너지를 공급해야 합니다. 게다가 장거리 달리기를 할 때는 계속해서 근육에 산소를 공급해주어야 합니다. 이때 심장 근육은 손발의 근육과는 다른 특징이 있습니다. 바로 유산소 방식으로 만든 에너지로 움직인다는 점입니다.

몸이 이완되고 안정적일 때는 전신의 근육으로 가는 혈액이 많이 필요하지 않기 때문에 심장은 천천히 수축과 팽창을 반복합니다. 하지만 계단이나 비탈길을 올라갈 때처럼 전신의 근육이 산소를 많이 필요로 하면 심장은 충분한 혈액을 온몸으로 보내기 위해 빠르고 강하게 움직여야 합니다. 운동을 계속하면 심장 박동수가 늘어나 손발의 근육으로 가는 혈액량은 이완되었을 때와 비교해 20배까지 늘어난다고 합니다.

즉, 심장에 산소를 충분히 공급하기 위해서도 관상 동맥의 혈류는 원활한 상태를 유지해야 합니다. 관상 동맥에서 동맥 경화가 일어나면 혈관이 탄력을 잃고 좁아집니다. 그 결과 혈류가 악화하여 심장에 충분한 혈액을 보낼 수 없게 됩니다. 심장이 제대로 기능을 하려면 '관상 동맥이 부드럽고 내강이 유연(=동맥 경화가 발생하지 않은 상태)' 해야 합니다.

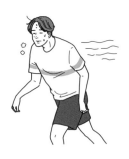

동맥 경화는 무엇보다 예방이 중요합니다. 관상 동맥의 동맥 경화를 예방한다는 것은 모든 혈관의 동맥 경화를 예방하는 일이기도 합니다. 이를 위해서는 '고혈압', '이상지질혈증', '당뇨병', '대사 증후군' 등의 **심장에 해로운 생활 습관병을 예방**하고 흡연, 운동, 수면 부족, 스트레스와 같은 나쁜 생활 습관을 고쳐야 합니다. 그리고 그것이 바로 심장을 지키는 길이기도 합니다.

동맥 경화를 예방해야 한다고 하면 어렵게 느껴질지도 모르겠지만 사실 누구나 스스로 할 수 있는 일입니다. 무엇보다 생활 습관을 고치고 다양한 생활 습관병을 예방하는 것이 매우 중요합니다.

이 책에서 소개하는 '심장에 좋은 생활 습관'을 실천하면 누구나 동맥 경화의 진행을 늦출 수 있습니다.

심장 건강의 중요한 3가지 핵심 요소 ②

혈압과 심박수가
높아지지 않도록 노력한다

심장은 편안하게 이완된 상태일 때와 비교해서 운동할 때는 빠르고 강하게 움직이는데 그 이외에도 다양한 상황에서 두근거리며 빠르게 뛸 때가 있습니다. 예를 들면 술을 마실 때가 그러한 상황입니다. 술에 들어가 있는 알코올이 대사를 촉진하여 간으로 가는 혈액을 늘려야 하기 때문입니다.

또 흥분하거나 긴장했을 때 심장은 빠르게 뛰고 심박수가 올라갑니다. 아마도 많은 사람이 경험한 일이 아닐까요? 또 스트레스

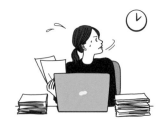

도 혈압이나 심박수를 올리는 요인이 됩니다.

심박수가 늘어나면 심장은 보다 많은 산소가 필요해집니다. 심박수가 늘어나면 심장으로 이어지는 동맥이 동맥 경화를 일으키고 혈관 전체의 반발이 심해져 혈압이 올라가면 심장은 강한 압력을 견디기 위해 혈관을 강하게 수축시켜 혈액을 보내야 합니다. 그 결과 많은 산소가 필요해지고 심장에 무리가 갑니다.

심장의 부담을 줄이고 심장을 편안하게 해주려면 **심박수를 낮추고 혈관을 부드럽게 해 혈압이 높아지지 않도록** 하는 것이 중요합니다.

이것만은 꼭
기억하자!

심장 건강을 지키려면 생활 습관 개선이 기본이다!
혈압과 심박수가 높아지지 않도록 해야 한다!
스트레스는 심장에 좋지 않다!

심장 건강의 중요한 3가지 핵심 요소 ③

심장병을 예방한다

'심장 건강'을 지키려면 심장병(심부전)을 예방하는 것도 물론 중요합니다. 앞에서 말했듯이 '심부전'을 포함해 심장병으로 인한 사망률은 계속 늘고 있으며 일본에서는 암에 이어 사망 원인 2위입니다.

심부전이란 **심장의 펌프 기능이 정상적으로 작동하지 않는 상황**을 말합니다. 심부전이 되면, 특히 고령자의 경우 입·퇴원을 반복하거나 누워서만 지내야 할 가능성이 있습니다.

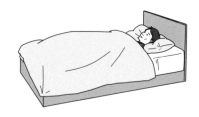

게다가 심부전을 반복해서 일으키면 '노쇠(frailty)'나 '근육감소증(sarcopenia)'을 초래할 위험성도 있습니다. 노쇠는 '쇠약'이라는 의미로 근력이나 활력이 떨어진 상태를 말합니다. 일상생활에 제약이 생기고 넘어지거나 가벼운 질병만으로도 누워서 지내야만 하는 상태로 악화할 수 있습니다.

한편, 근육감소증은 나이가 들면서 근육량이 감소하고 근력이나 신체 기능이 떨어져 일상생활에 지장이 생기는 상황을 말합니다.

앞으로 일본에서는 고령자가 더욱 늘어날 것입니다. 이와 함께 고령 심부전 환자가 많이 늘어나리라 예상합니다. 이를 '심부전 팬

일본의 고령 심부전 발병 예상 수

총인구 (백만 명)	83.2	93.4	103.7	117.1	123.6	126.9	128.1	124.1	116.6

출처: '심부전 팬데믹이 온다?', 오츠카제약(otsuka.co.jp)
인용: Shimokawa H, et al, Eur J Heart Fail 2015; 17:884-892.

데믹'이라고 부릅니다. 심부전 팬데믹이 발생하면 입원 환자가 급격히 늘어나 병상수가 부족해지고 막대한 의료비가 드는 등 사회문제가 될 가능성이 있습니다. 그렇게 되지 않으려면 무엇보다 평소에 심장병을 예방하는 것이 매우 중요합니다.

후천적인 심장병에는 동맥 경화가 주요 원인인 심근경색이나 협심증 등 허혈 심장 질환 외에 심근증이나 심장판막증, 그리고 부정맥 등이 있습니다.

그중에서도 이 책에서 주목하는 것이 스트레스와 연관이 있는 심장 질환입니다. **스트레스는 동맥 경화를 진행시키고 허혈 심장 질환의 원인이 됩니다.** 심장에 부담을 주기에 다양한 심장 질환을 악화시키고 심부전 발병률도 높입니다. 우울증과 심부전이 관련이 있다는 연구 결과도 있어 심부전을 예방하기 위해서는 정신 건강을 유지하는 것이 중요합니다. 이에 대해서도 나중에 설명하겠습니다.

그럼, 다음 항목을 보고 자신에게 해당되는 내용이 있다면 체크해보세요.

☐ 걸음이 느려졌다.
☐ 비탈길이나 계단을 올라갈 때 숨이 차고 심장이 빨리 뛴다.
☐ 다리나 얼굴의 부기가 심해졌다.
☐ 밤이 되면 기침이 나온다.
☐ 밤에 화장실 가는 횟수가 늘었다.
☐ 누우면 숨이 가빠지고 상반신을 일으키면 조금 편해진다.
☐ 쉽게 피곤해지고 나른함을 느낀다.

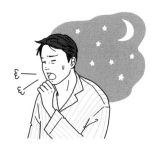

이미 이와 같은 증상이 있다면 심부전일 가능성이 있으므로 주의해야 합니다.

하나라도 해당하는 사람은 순환기내과에서 심장 질환이 없는지 확인해보기 바랍니다.

심장 건강을 유지하는 비결은 일상생활 속에 있다

지금까지 '심장 건강에 좋은 3가지 핵심 요소'에 대해 설명했습니다. 그렇다면 어떻게 이 3가지를 실천해나가면 좋을까요? 이 3가지 핵심 요소는 모두 일상생활 속에서 할 수 있는 것들입니다. 즉, **심장 건강을 유지하는 비결은 일상생활 속에서 찾을 수 있습니다.**

제1부에서는 '심장에 해로운 나쁜 생활 습관'에 대해 알아보고, 제2부에서는 '일상생활 속에서의 비결', 제3부와 제4부에서는 '식사법', 제5부에서는 '운동', 제6부에서는 '스트레스 관리'에 대해 말씀드리겠습니다.

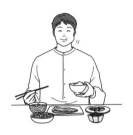

여기서 소개하는 방법은 모두 제가 실천하고 있고 일상생활 속에서 큰 어려움 없이 즐겁게 이어갈 수 있는 비결들입니다. 여러분도 부담 없이 즐겁게 해보시기를 바랍니다.

이것만은 꼭
기억하자!

암에 이어 일본인의 사망 원인 2위는 '심장병'
3가지만 고치면 '100세 인생'을 즐길 수 있다!

PART 1	우선 심장에 해로운 5가지 나쁜 습관을 개선하자

심장의 수명을
단축하는 생활 습관

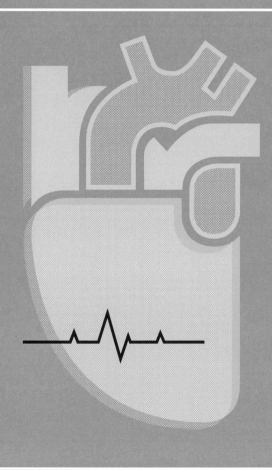

심장에 해로운 5가지 생활 습관

 심장을 건강하게 유지하는 비결은 일상생활 속에 있다고 말했습니다. 그런데 우리는 자신도 모르는 사이에 심장에 좋지 않은 생활을 하기도 합니다. 우선 어떤 생활 습관이 '심장 건강'에 좋지 않은지 아는 것이 중요합니다. 그럼 바로 '심장에 해로운 생활'을 하고 있지는 않은지 점검해봅시다.

이런 생활 습관이 심장에 부담을 준다! ①

지속적으로
'심한 스트레스'를 받는다

심장 건강에 가장 나쁜 것이 **스트레스**입니다. 스트레스를 느끼면 '노르아드레날린(noradrenaline)'이라고 하는 호르몬이 나옵니다. 이 호르몬의 작용으로 혈압과 심박수가 올라갑니다. 이것은 스트레스에 맞설 수 있도록 신체를 준비시키는 우리 몸의 자연스러운 반응이지만 혈압과 심박수가 상승하면 당연히 심장은 부담을 느낍니다. 즉, **스트레스는 심장 건강과 직결된다**라는 뜻입니다. 다음 페이지의 그림을 봐주세요.

스트레스를 받을 때 나타나는 증상을 그림으로 그려본 것입니다. 스트레스로 자율 신경의 균형이 무너지면 이렇게 다양한 증상이 온몸에 나타납니다. 또 스트레스로 인해 심장 근육에 흐르는 혈액이 감소해 이것이 심부전을 일으킨다는 사실이 최근 연구를 통해 밝혀지고 있습니다. 스트레스는 정말 무서운 것입니다. 머리

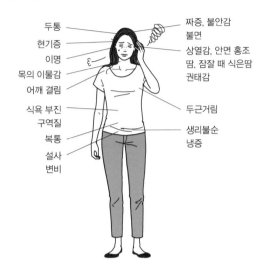

두통
현기증
이명
목의 이물감
어깨 결림
식욕 부진
구역질
복통
설사
변비

짜증, 불안감
불면
상열감, 안면 홍조
땀, 잠잘 때 식은땀
권태감

두근거림

생리불순
냉증

로는 '이 정도는 괜찮겠지'라고 생각하더라도 심장은 비명을 지르고 있을지도 모릅니다.

정말 무섭다! 스트레스가 원인인 '심장 질환'

스트레스가 심장병을 일으키는 경우도 있습니다. 대표적인 것이 '심방 잔떨림'과 '타코츠보 심근증'입니다. 심방 잔떨림은 부정맥 중 하나로 심방이 경련하는 것처럼 빠르고 불규칙하게 움직이는 상태를 말합니다.

그러면 혈액을 원활하게 온몸으로 보낼 수 없게 되고 심장에 부담이 갑니다. 또 심장의 왼쪽 위에 있는 좌심방 내에 혈전(핏덩어리)이 생기기 쉽고 그것이 몸속을 돌아다니며 체내 다른 혈관을 막아버릴 우려가 있습니다. 뇌로 가서 혈관을 막으면 뇌경색을 일으킵니다.

심방 잔떨림은 노화가 큰 원인이지만 고혈압, 당뇨병, 갑상선 항진증 등의 질병이 있는 경우에도 발생할 수 있습니다. 한편, 젊은 사람에게 나타나는 심방 잔떨림은 스트레스와 깊은 관련이 있다고 합니다.

타코츠보 심근증이란 갑자기 가슴 통증을 느끼거나 숨이 차는 등의 증상이 나타나는 심장 질환으로 고령의 여성에게서 많이 발생합니다. 심장은 수축과 팽창을 반복하면서 전신에 혈액을 보내는데 수축기의 심장 움직임에 이상이 생겨 항아리('타코츠보'는 한국어로 항아리라는 의미다-옮긴이)처럼 보인다고 해서 '타코츠보 증후군'이라는 이름으로 불리게 되었습니다.

타코츠보 증후군은 심부전이나 뇌경색을 일으킬 수 있습니다. 타코츠보 증후군의 원인은 명확하게 밝혀지지는 않았지만 스트레스나 자율 신경계의 교란과 관련이 있다고 합니다.

심방 잔떨림 치료는 투약을 통해 심박수를 조절하거나 전극 도자 절제술(catheter ablation)을 통한 근치 요법(심부전 개선)이 있습니다. 타코츠보 증후군은 특별한 치료법은 없지만 자연스럽게 회복되는 경우도 있습니다. 다만, 지금까지는 예후가 양호한 편이었지만 최근 입원 중 사망률이 5~6%라는 보고가 있어 결코 좋은 편이라고는 볼 수 없다는 사실이 밝혀졌습니다. 재발을 피하기 위해서는 강한 스트레스, 불안감을 느끼는 상황을 피해야 합니다.

스트레스를 '가시화'한다! '안정 시 심박수'란?

스트레스가 심장에 좋지 않다고 해도 눈에 보이지 않기 때문에 어느 정도 스트레스를 받고 있는지 스스로 알아차리기 힘듭니다. 여기서 주목해야 하는 것이 **안정 시 심박수**입니다.

심박수는 자율 신경의 지배를 받습니다. 심박수는 일상생활을 하다 보면 올라가기도 하고 내려가기도 하는데 평소에는 심박수가 일시적으로 올라가더라도 부교감 신경이 반응해 심박수를 원래대로 되돌립니다.

하지만 스트레스를 자주 받아 빈번히 심박수가 올라가면 자율 신경의 균형이 무너져 결과적으로 안정 시 심박수도 점점 높아지게 됩니다. 따라서 안정 시 심박수가 높다는 것은 스트레스가 심장에 영향을 주고 있을 가능성이 높다는 것을 의미합니다.

성인의 안정 시 심박수는 1분 동안 약 60~70회입니다.

심박수는 일반적으로 젊은 사람이 높고 나이가 들수록 줄어듭니다. 또 여성이 남성보다 빠른 편입니다. **기준은 70입니다.** 물론 개인차가 있기 때문에 절대적이라고 할 수 없지만 안정 시 심박수가 70을 넘는 사람은 심장이 부담을 느끼고 있거나 심장이 스트레스를 받고 있을 가능성이 있다고 생각해야 합니다.

안정 시 심박수 측정 방법은 59페이지를 참고해주세요.

이것만은 꼭
기억하자!

스트레스는 심장 건강에 직접적인 영향을 준다!
안정 시 심박수를 기준으로 자신의 스트레스 정도를 점검하자!

Dr. 이케타니 선생의
원포인트 레슨

심박수란?
맥박과의 차이점은?

심장은 수축과 팽창을 반복합니다. 이를 '박동'이라고 부릅니다. 이때 '1분에
몇 번 박동했는지(팽창과 수축을 반복했는지)'를 센 것이 '심박수'입니다. 심박수
는 1분 동안 60~70회, 박동 횟수는 하루에 약 10만 회, 평생 40억 회 이상
입니다.

심박수는 심장이 박동하는 횟수이지만 맥박수는 심장에서 혈액이 나오면서
동맥에서 발생하는 박동 횟수를 의미합니다. 심장이 한 번 수축할 때마다 모
든 혈관으로 혈액이 보내집니다. 이때 움직이는 혈관의 박동은 손목 등에서
도 느낄 수 있습니다. 이것이 '맥박'입니다. 부정맥 상태를 제외하면 일반적
으로 맥박은 심박수와 일치합니다. 이 책에서는 **심박수와 맥박은 같다**라고 생
각해도 됩니다.

이런 생활 습관이 심장에 부담을 준다! ②

기름진 음식이나
밥, 빵, 단 음식을 좋아한다

비만이 심장에 부담을 준다라는 사실은 모두 잘 알고 있으리라 생각합니다. 비만인 사람은 넓은 몸 구석구석까지 많은 영양분과 산소를 보내야 하므로 심장은 필사적으로 혈액을 밀어내야 하고 그만큼 부담도 커집니다.

심장병은 미국의 사망 원인 1위입니다. 이는 미국이 세계에서 가장 비만인 사람이 많은 나라인 것과도 관련이 있습니다. 비만 중에도 특히 내장 지방이 많은 '대사 증후군'이 문제입니다.

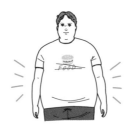

대사 증후군은 내장 지방이 축적되어 있을 뿐만 아니라 지질, 혈압, 혈당 중 2가지 이상의 항목이 정상 범위를 벗어난 상태를 말합니다. 대사 증후군에 걸리면 내장 지방에서 다양한 생리 활성 물질이 분비되어 혈당이나 혈중 지질 이상, 고혈압 등을 일으키고 동맥 경화가 진행되어 심장에도 부담을 줍니다. 심장의 부담을 줄이기 위해 비만이나 대사 증후군은 반드시 개선해야 합니다. '내장 지방을 쉽게 없애는 법'은 베스트셀러가 된 저의 책《내장지방 빼는 최강의 비결》(길벗)에 자세히 적어두었으니 참고해서 '대사 증후군'을 극복해보기 바랍니다.

코로나 사태로 인한 체중 증가도 심장에는 좋지 않다!

대사 증후군과 스트레스의 밀접한 관련성

대사 증후군은 자율 신경과도 관련이 있습니다. 자율 신경에는 긴장했을 때 활성화되는 교감 신경과 편안하게 이완했을 때 활성화되는 부교감 신경이 있습니다. 스트레스를 느껴 교감 신경이 과도하게 긴장하면 노르아드레날린(35페이지 참조)이 분비되어 혈압을 올리거나 혈당치를 낮추는 인슐린의 작용을 방해하는 등 대사 증후군 위험성이 커집니다. 또 이로 인해 심장병 발병 확률도 높아집니다.

실제로 대사 증후군인 사람은 교감 신경이 더 활성화됩니다. 즉,

대사 증후군에 걸리기만 해도 동맥 경화가 진행되고 교감 신경의 긴장으로 인해 스트레스를 받게 되는 것입니다. 그렇기 때문에 우선은 대사 증후군을 개선해야 합니다. '교감 신경을 긴장시키지 않는=스트레스를 적절히 해소하는 생활 습관'을 유지하는 것이 중요합니다. 코로나 사태로 인해 원격 근무가 늘어나면서 대사 증후군 환자가 많아졌습니다. 실제로 제 병원에도 대사 증후군 진단을 받는 환자가 많이 늘었습니다.

대사 증후군은 남녀 모두 나이가 들면 자연스럽게 증가해 매년 6~8% 전후로 늘어나는 것이 일반적입니다. 하지만 아래 그래프에서 확인할 수 있듯이 2019년도부터 2020년도에 걸쳐 약 13~17%

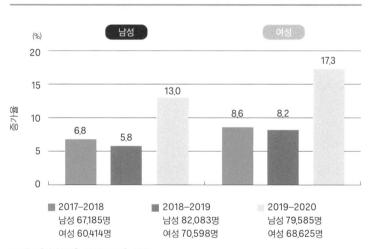

코로나19로 대사 증후군 환자가 늘고 있다

※ 모두 도유카이 검진을 지속적으로 받은 사람임.
출처: 도유카이(同友会)그룹 홈페이지, 〈대사 증후군 환자 증가율〉

백년 심장 만들기

증가해 예전의 2배 정도의 증가율을 보였습니다. 코로나19의 확산으로 집에 있는 시간이 늘어나 어쩔 수 없다고 생각하는 사람도 있을지 모르지만 대사 증후군에 대해 더 위기의식을 가져야 합니다.

저도 서른여섯 살쯤에는 대사 증후군이 있었습니다. 하지만 의사인 제가 생활 습관병에 걸리는 것은 있을 수 없는 일이라 생각해 생활 습관을 개선하려고 노력했고 정상 수치로 되돌릴 수 있었습니다(자세한 내용은 《내장지방 빼는 최강의 비결》에 적혀 있습니다).

이것만은 꼭 기억하자! 대사 증후군은 심장에도 큰 부담을 준다! 다양한 병의 원인이 될 수 있다. 대사 증후군을 고치는 일이 '100년 동안 건강한 심장'을 유지하기 위한 핵심 요소다.

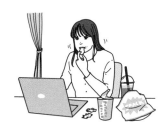

생활 습관병의 주요 원인!
동맥 경화에 대해 정확하게 알아두자!

앞서 말했듯이 심장을 지키기 위해서는 무엇보다 **관상 동맥이 '동맥 경화'를 일으키지 않도록 하는 것이 중요**합니다. 동맥 경화라는 말은 자주 들어봤겠지만 여기서 다시 한번 설명하겠습니다.

동맥 경화란 혈관 벽 내부에 콜레스테롤 등이 쌓여 혹과 같은 플라크(침전물)가 생겨 혈관이 좁아지고 딱딱해진 상태를 말합니다. 이렇게 되면 옆에 있는 그림과 같이 혈액의 흐름이 원활하지 않을 뿐만 아니라 손상되기 쉬운 플라크가 파열되면 그곳에 혈전이 생겨 혈관이 막힐 위험성이 커집니다.

동맥 경화 자체는 증상이 없고 조용히 진행됩니다. 그리고 어느 날 갑자기 플라크에 생긴 상처가 계기가 되어 혈전이 생기고 혈액의 흐름을 방해하게 되면 가슴 통증이나 호흡 곤란 등의 증상이 나타나는 **급성 심근 경색**이 발생합니다.

정상적인 혈관

플라크 침착

플라크

플라크 파열

플라크 파열

혈전 형성

혈전

혈전으로 인한 혈관 폐색

심장의 경우, 관상 동맥에서 발생한 플라크가 커지면 혈관 내부가 좁아지고 혈액의 흐름이 막히게 됩니다. 관상 동맥에 혈류 장애가 발생하면 계단이나 비탈길을 올라가는 등 산소를 많이 필요로 할 때 심장에 산소 공급이 부족해질 수 있습니다. 이것이 **협심증**입니다.

운동으로 인한 협심증은 안정을 취하며 심장에 필요한 산소량을 줄이면 자연스럽게 괜찮아진다는 특징이 있습니다. 또 경동맥에서 뇌동맥으로 이어지는 동맥 경화는 혈전에 의한 폐색으로 '뇌경색'을 일으킵니다. 특히 고혈압을 동반하는 동맥 경화는 혈관 벽을 약하게 만들어 뇌출혈의 위험성을 높입니다.

태어났을 때는 누구나 혈관이 부드럽고 탄력이 있습니다. 하지만 나이가 들수록 동맥의 혈관 벽은 점점 딱딱해지고 두꺼워집니다. 그리고 유연함을 잃고 약해지는 것입니다. "사람은 혈관과 함께 늙는다"라는 말이 있는 것처럼 동맥 경화는 노화 현상 중 하나입니다.

하지만 동맥 경화는 생활 습관과 관련이 있기 때문에 개인차가 매우 큽니다. 40대인데 심각한 경우도 있고 60대, 70대에도 생리적인 동맥 경화 수준으로 혈관 질환 없이 젊고 건강하게 생활하는 사람도 있습니다. 즉, **동맥 경화는 평소 생활 습관이 중요**합니다.

이런 생활 습관이 심장에 부담을 준다! ③

고혈압, 이상지질혈증, 당뇨병 등의 생활 습관병이 있다

'고혈압', '이상지질혈증', '당뇨병'은 나이가 들면서 많은 사람이 걸리는 생활 습관병입니다. 그리고 이 3가지는 심장 건강을 해치는 3대 요인이기도 합니다. 이를 저는 '악당 삼총사'라고 부릅니다. 왜냐하면 이 3가지가 앞서 말한 심장 관상 동맥의 동맥 경화를 일으키는 원인이기 때문입니다. 자세히 살펴보겠습니다.

고혈압

우선 고혈압입니다. 고혈압인 사람은 전국에서 약 4,300만 명 정도 있다고 추정됩니다(2017년 시점). 고혈압이 생기면 혈관에 높은 압력이 가해지는 상태가 계속되기 때문에 혈관에 부담이 갑니다. 그렇게 되면 혈관이 조금씩 약해지고 동맥 경화가 진행됩니다.

이상지질혈증

다음으로 이상지질혈증입니다. 고지혈증이라고도 하는데 혈액 속의 '나쁜 콜레스테롤'이라고 불리는 'LDL 콜레스테롤'과 중성 지방이 지나치게 많거나 '좋은 콜레스테롤'이라고 불리는 'HDL 콜레스테롤'이 적은 상태를 말합니다.

혈중 LDL 콜레스테롤이 많으면 앞서 말했던 것처럼 혈관에 달라붙어 플라크가 됩니다. 혈액이 지나는 길이 좁아져 혈전이 생기고 혈관이 막힐 가능성이 있습니다. 여분의 콜레스테롤을 회수하는 것은 HDL 콜레스테롤의 역할인데 이 HDL 콜레스테롤이 적으면 여분의 콜레스테롤이 제대로 회수되지 못해 혈중 콜레스테롤 양이 많아집니다.

또 지나친 중성 지방은 LDL 콜레스테롤의 크기를 작게 만듭니다. 작아진 LDL 콜레스테롤은 쉽게 산화되어 이물질로 바뀌기 쉽고 혈관 벽에도 쉽게 달라붙기 때문에 동맥 경화의 강력한 위험 인자라고 할 수 있습니다.

또 지나친 중성 지방은 HDL 콜레스테롤을 감소시켜 동맥 경화의 진행을 앞당깁니다.

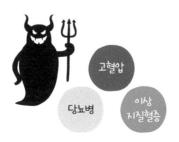

당뇨병

마지막으로 당뇨병입니다. 당뇨병은 '혈중 포도당=혈당치가 높아지는 병'입니다. 혈당이 높은 상태가 계속되면 혈관에는 좋지 않습니다. 과도한 혈당은 혈관 벽의 단백질과 결합해 '최종당산화물(AGEs)'이 됩니다. 최종당화산물은 혈관 벽의 안쪽에 있는 혈관 내피세포를 약화하고 LDL 콜레스테롤을 산화시켜 혈관 벽에 플라크를 생성합니다.

즉, 당뇨병이 있으면 콜레스테롤 수치는 그렇게까지 높지 않더라도 동맥 경화가 발생할 가능성이 커지고 관상 동맥의 협착이나 폐색으로 이어질 수 있습니다.

또 혈당치가 높은 것 자체로도 심근 조직의 섬유화 등 장애의 원인이 되어 심부전이 발생하는 경우도 있습니다. 당뇨병 환자 중에 관상 동맥에 유의미한 병변이 없는데도 불구하고 심부전이 되는 경우가 있는데 이를 '당뇨병성 심근증'이라고 부릅니다.

심장 건강을 해치는 3대 요인, '악당 삼총사'는 자각 증상이 없는 경우가 많다

심장 건강에 해롭지만 자각 증상이 없는 경우가 많아 건강 검진 등에서 혈압이나 혈당, 콜레스테롤 수치에 이상이 있다고 해도 방치하는 사람이 매우 많습니다. 어느 날 갑자기 뇌졸중이나 심근경색 등 심각한 혈관 질환이 발병한 후에 후회해도 소용없습니다.

심장 건강을 위해서라도 조용히 심장을 공격하는 악당 삼총사인 고혈압, 이상지질혈증, 당뇨병에 유의하고 제대로 관리해 동맥경화를 예방해야 합니다. 이를 위해서는 반드시 생활 습관 개선이 필요합니다. 이 책의 내용을 참고해서 할 수 있는 일부터 바로 시작해봅시다.

 고혈압, 이상지질혈증, 당뇨병은 자각 증상이 없는 악당 삼총사. 제대로 관리해 심각한 혈관 질환이 발생하지 않도록 예방하자!

이런 생활 습관이 심장에 부담을 준다! ④

쉽게 잠들지 못한다, 자는 시간이 불규칙하다

수면도 심장 건강에 영향을 줍니다. 우선 수면 시간과 수면의 질입니다. 수면 시간이 짧거나 수면의 질이 좋지 않으면 심박수와 혈압이 올라가는 경향이 있습니다.

수면 중에는 '부교감 신경'이 활성화되어 혈압과 심박수가 내려갑니다. 그런데 수면이 부족한 상황이 계속되면 '교감 신경'이 우위인 상태가 이어집니다. 그렇게 되면 '아드레날린(adrenaline)'이나 '노르아드레날린' 등의 호르몬이 분비됩니다. 이러한 호르몬은 심장을 수축시켜 혈압과 심박수를 올리는 역할을 합니다. 자율 신경의 교란은 밤뿐만 아니라 이른 아침이나 낮에 일어나는 고혈압이나 빈맥의 원인이 되고 심장을 힘들게 합니다.

불규칙한 생활도 체내 시계를 망가뜨려 수면의 질을 떨어뜨리고 심장에 부담을 줍니다. 반대로 낮에 열심히 활동한 후 밤에 푹 자고 정시에 일어나면 체내 시계도 원활하게 돌아가고 자율 신경이 균형을 이루게 됩니다. 수면 부족 문제를 해결하고 아침부터 생활 리듬을 정돈하는 일은 심장 건강을 위해서도 매우 중요합니다.

본인은 눈치채지 못할 수도 있다, 수면의 질 저하나 과식을 초래하는 '수면무호흡증'

수면무호흡증도 수면의 질을 떨어뜨리고 심장 건강에 나쁜 영향을 줍니다. 수면무호흡증이란 자는 동안에 코골이와 함께 무호흡이나 저호흡이 발생하는 질병입니다. 주로 수면 중에 공기가 지나가는 길인 '상기도'가 좁아져서 발생합니다.

수면무호흡증의 주요 원인은 '비만'이라고 하는데 비만과 상관없이 발생하는 경우도 있습니다. 성인 남성의 3~7%, 성인 여성의 2~5% 정도에서 발생하는 상당히 흔한 질병이라고 할 수 있습니다.

수면무호흡증이 생기면 혈중 산소량이 줄고 교감 신경이 자극

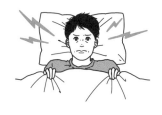

받아 혈압과 심박수가 올라갑니다. 수면 중에 혈압과 심박수가 증가하는 일이 반복될 뿐만 아니라 낮 시간의 혈압까지도 올라갑니다. 또 수면의 질이 떨어지면 식욕에도 영향을 주어 과식하게 됩니다. 게다가 수면무호흡증인 사람은 낮에 졸리는 경우가 많습니다. 낮에 졸음을 느끼면 운동을 하려는 의지도 사라져 내장 지방 축적으로 인한 대사 증후군의 원인이 되기도 합니다.

이처럼 수면무호흡증은 혈압 상승이나 심박수 증가와 함께 대사 증후군으로 인한 동맥 경화의 원인이 될 수 있어 심장에 좋지 않은 영향을 줍니다.

가족이나 배우자에게 코골이나 무호흡이 있다는 말을 들어도 별다른 조치를 하지 않고 방치하는 사람도 많은데 심장 건강을 지키기 위해서는 병원을 찾아 진료를 받고 적절한 치료를 하는 것이 중요합니다.

이런 생활 습관이 심장에 부담을 준다! ⑤

항상 조바심을 느끼고 조조해한다

스트레스나 대사 증후군이 혈압과 심박수를 높여 심장에 부담을 준다고 말했는데 그 이외에도 일상생활 속에서 심박수가 올라갈 때가 있습니다.

예를 들어 다음과 같은 행동은 쉽게 혈압과 심박수를 올리기 때문에 좋지 않습니다.

✕ 사소한 일에도 조바심을 느낀다.

✕ 화를 내고 사람들에게 소리를 지른다.

✕ 큰 소리가 나는 알람 시계로 벌떡 일어난다.

✕ 화장실을 참거나 화장실에서 힘을 준다.

✕ 추운 탈의실에서 바로 뜨거운 물이 담긴 욕조로 들어간다.

✕ 뜨거운 사우나에서 냉탕으로 바로 들어간다.

✕ 무슨 일이든 완벽하게 하려고 한다.

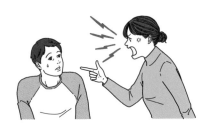

　물론 일상생활 속에서 어느 정도 혈압과 심박수가 상승하는 일은 있을 수 있습니다. 대신 편하게 몸과 마음이 쉴 수 있는 시간을 마련한다면 심장에 큰 부담이 가지는 않습니다. 중요한 것은 균형 잡힌 생활을 하고 무의미하게 혈압과 심박수를 높이지 않도록 신경 써야 한다는 사실입니다.

심박수와 수명은 깊은 관련이 있다

　심박수와 사망률이 관련 있다는 연구 결과가 발표되었습니다.
　야마시나 아키라 기류대학교 부총장이자 도쿄의과대학교 명예교수가 발표한 논문에 따르면, 40세에서 64세 사이의 남성 573명을 18년 동안 추적 조사한 결과 심박수가 높을수록 사망률이 높다는 사실이 밝혀졌습니다(후쿠오카현 다누시마루 마을 연구). 순환기 질환 조사(NIPPON DATA80)에서도 남녀 8,800명을 16년 반 동안 추적 조사한 결과, 심박수가 높은 사람이 총사망률, 심혈관 질환으로 인한 사망률이 높았다고 합니다.

심박수와 사망률은 관련이 있다

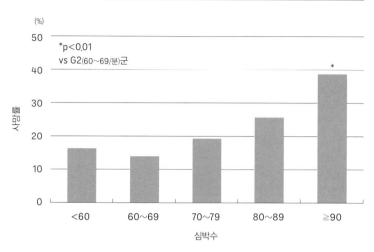

※ 1977년에 건강 검진을 받은 40~60세. 남성. 추적 기간 18년
출처: 야마시나 아키라, 《역학으로 배운다: 심박수와 심혈관 질환》,
후쿠오카현 다누시마루 마을의 심박수를 통해 본 사망률

  야마시나 교수는 심박수가 높은 사람은 '혈압', 'BMI', '혈당치',
'LDL 콜레스테롤', '중성 지방' 등 기타 수치도 높은 경향이 있었고
심장이 한 번 뛸 때마다 심혈관 노화나 혈관 장애도 함께 진행되
어 수명이 짧아진다고 말했습니다.

  이 논문에서는 심박수(맥박)와 수명의 관계에 '혈압'을 추가한
조사 결과도 소개했습니다.

  이와테현 하나마키시에서 실시한 '오하사마 연구(Ohasama
study)'라는 유명한 연구가 있습니다. 수축기 혈압 135mmHg 이
상, 135mmHg 미만, 심박수 70/분 이상, 70/분 미만의 4개의 그
룹으로 나눠서 추적 조사를 했습니다.

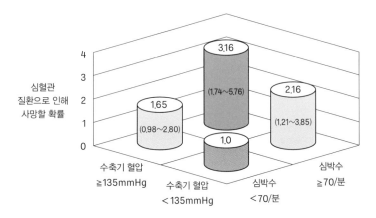

출처: 야마시나 아키라, 〈역학으로 배운다: 심박수와 심혈관 질환〉,
오하사마 연구의 가정 혈압과 심박수를 통해 본 심혈관 질환 사망 확률

그 결과가 위의 그래프입니다.

심박수가 70/분 이상일 경우, 혈압과 상관없이 70/분 미만과 비교해 사망 위험이 높고 수축기 혈압이 135mmHg 미만의 그룹에서는 심박수가 70/분 이상이면 사망 확률이 2.16배, 135mmHg 이상인 그룹에서는 심박수 70/분 이상의 경우 사망 확률이 약 1.9배(1.65배에 비해 3.16배이므로 약 1.9배)입니다.

수명을 늘리려면 '심박수를 높이지 않는 생활'을 하는 것이 매우 중요하다는 사실을 알 수 있습니다.

혈압과 심박수를 올리지 않기 위한 중요한 3가지

그렇다면 혈압과 심박수를 불필요하게 올리지 않으려면 어떻게 해야 할까요?

❶ 일상생활을 할 때 혈압과 심박수를 의식하자

우선 첫 번째는 '일상생활을 할 때 혈압과 심박수를 항상 의식해야 한다'라는 것입니다. 평소에 생활할 때 어떤 상황에서 무의미하게 혈압과 심박수가 올라가는지 알고 심장이 힘들지 않도록 배려하는 것입니다. 나중에 구체적으로 소개하겠습니다.

❷ 교감 신경을 지나치게 긴장시키지 않는다

두 번째는 '교감 신경을 지나치게 긴장시키지 않아야 한다'라는 것입니다. 이미 앞에서 언급했듯이 스트레스를 느껴 교감 신경이 긴장하면 심박수가 늘어나고 혈압이 올라갑니다.

스트레스뿐만 아니라 짜증이나 화를 내고 놀라게 되면 교감 신경이 긴장합니다. 뜨거운 물에 들어가거나 온도 차이가 큰 장소로 갑자기 이동하는 행위, 불면, 흡연과 같은 생활 습관도 혈압과 심박수가 올라가는 요인이 됩니다.

❸ 적당한 운동

세 번째는 적당한 운동입니다. 운동에는 심장에 좋은 운동과 심장에 나쁜 운동이 있습니다. 심장에 좋은 운동을 하면 심장에 지나치게 부담을 주지 않고 지속했을 때 심박수가 쉽게 증가하지 않는 체질이 됩니다.

운동에 대해서는 다음 장에서 설명하겠습니다.

쉽게 초조해하고 불안을 느끼는 성격은 수명을 단축한다. 혈압이나 심박수를 높이지 않는 '3가지 요소'를 평소에도 의식하자!

안정 시 심박수를 측정하자!

자신의 '안정 시 심박수'를 알아두는 것도 중요합니다. 자신의 혈압은 알고 있어도 심박수는 크게 신경 쓰지 않는 사람이 많습니다.

하지만 앞서 말했듯이 **'안정 시 심박수'는 매우 중요한 활력 징후**(vital sign), **건강의 척도가 됩니다.** 평소에 혈압과 함께 안정 시 심박수를 확인하는 습관을 들여야 합니다.

39페이지 칼럼에서도 말했듯이 심박수는 맥박과 거의 동일하기 때문에 집에서도 간편하게 측정할 수 있습니다.

그럼, 지금 바로 측정해봅시다!

자리에 앉아 안정된 상태로 손목이나 목 등 맥을 느낄 수 있는 부위에 손가락 세 개를 대고 1분 동안 맥박수를 재봅니다. 물론 가정용 혈압계로도 잴수 있고 애플 워치 등 맥을 잴 수 있는 스마트 워치를 가지고 있는 사람은 그것을 사용해도 괜찮습니다.

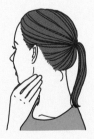

목은 귀에서 약간 아랫부분

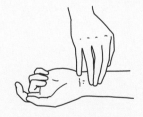

반드시 손가락 세 개로 측정한다
손목은 엄지손가락 쪽에서 측정

심장에 좋은 아침, 점심, 저녁, 밤을 보내는 방법

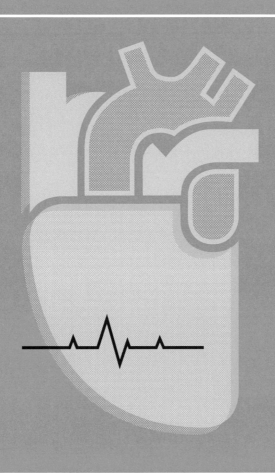

제2부에서는 '심장 건강'에 이로운 생활을 하기 위해 하루를 어떻게 보내야 하는지 살펴보겠습니다.

심장에 이로운 '아침 시간 보내는 법'

아침은 부교감 신경 우위에서 교감 신경 우위로 전환되는 시간입니다. 이완되었을 때 활성화되는 부교감 신경이 저하되고 하루를 활기차게 보내기 위해 교감 신경이 활성화되기 때문에 심박수가 올라가고 혈압도 높아집니다. 그래서 아침에 심장이 지나치게 큰 부담을 느낄 수 있습니다.

심장에 산소를 공급하는 관상 동맥이 다치기 쉬운 시간대이기도 하므로 아침 시간을 어떻게 보내는지가 심장 건강에 매우 중요합니다.

심장에 이로운 '아침 시간 보내는 법' ①

기상, 세수…
무의식중에 하는 행동이
혈압과 심박수를 높인다!

CHAPTER 1

우선 아침에는 **되도록 정해진 시간에 일어나기**를 추천합니다. 매일 정해진 시간에 일어나는 것은 체내 시계를 초기화하는 데 매우 중요한 역할을 하기 때문입니다.

아침부터 잠들 때까지의 심장 건강은 일어날 때 체내 시계를 어떻게 초기화하는지에 달려 있습니다. 다만, 갑자기 크게 울리는 알람 소리에 튀어 오르듯 벌떡 일어나지 않도록 해야 합니다. 이것은 교감 신경이 급속도로 긴장해 심장이 쿵쾅쿵쾅 뛰고 혈압도 크게

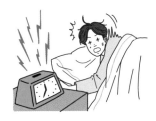

오르는 최악의 기상법입니다.

알람은 가장 편안하다고 느끼는 소리로 설정하고 음량은 처음에는 작게 나오다가 점점 커지게 설정해야 합니다. 가족이나 배우자를 깨울 때는 애정을 담아서 깨우면 좋습니다. 그리고 일어나자마자 이불을 박차고 나오는 행동도 순식간에 혈압과 심박수를 높이기 때문에 천천히 몸을 일으키도록 해야 합니다. 특히 추운 날 아침에 덜덜 떨면서 이불 밖으로 나와 잠에서 깨려고 찬물로 세수하는 것도 좋지 않습니다. 심박수나 혈압이 급상승해 심장에 부담을 주기 때문입니다. 겨울에는 미지근한 물로 얼굴을 씻기를 추천합니다.

화장실을 참는 것도
심장에 좋지 않다!

CHAPTER 2

아침에 화장실을 가면 변비이거나 시간이 없다는 등의 이유로 힘을 세게 주는 경우가 있지 않나요? **배에 힘을 주는 행위는 심장에 매우 좋지 않습니다.** 호흡을 멈추고 오랜 시간 배에 힘을 주면 특히 중장년층은 더 위험할 수 있습니다.

힘을 주지 않으면 용변을 보는 것이 너무 어렵다는 사람도 있는데, 장 상태가 좋지 않기 때문일 수도 있습니다. 그렇다면 근본적인 해결을 위해 장 내 환경을 개선하는 것에 관심 가져보세요. 필요에 따라서

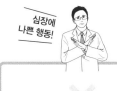

심장에
나쁜 행동!

✕

불규칙한 기상.
큰 소리가 나는 알람 시계.
겨울에 차가운 물로 세수한다.
화장실에서 힘을 준다.
화장실 가는 것을 참는다.

는 변비약 복용도 생각해보길 바랍니다. 또 소변을 참으면 혈압이 40~50mmHg까지 올라가기도 합니다. 화장실을 참으면 심장에도 악영향을 주기 때문에 참는 습관이 있다면 바꾸도록 합니다.

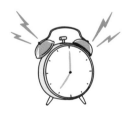

심장에 이로운 '아침 시간 보내는 법' ③

아침 조깅이 오히려
위험할 수 있다

CHAPTER 3

아침에 일어나서 조깅을 하는 사람도 있을 것입니다. 하지만 중장년층이라면 다시 생각해봐야 합니다.

아침에 강도 높은 운동을 하면 심박수와 혈압이 급격히 올라가고 심장에 부담을 줍니다. 가볍게 뛴다고 해도 조깅은 꽤 과격한 운동입니다. 천천히 걷거나 반려견을 산책시키는 정도는 괜찮습니다. 저도 매일 아침에 두 마리의 반려견과 산책을 합니다.

그래도 아침에 꼭 달리고 싶다면 처음에는 가볍게 걷기부터 시

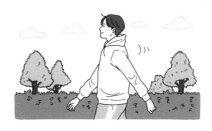

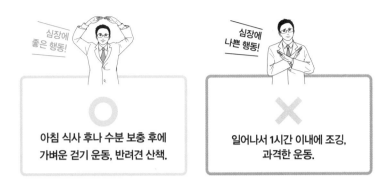

심장에 좋은 행동!

○

아침 식사 후나 수분 보충 후에
가벼운 걷기 운동, 반려견 산책.

심장에 나쁜 행동!

✕

일어나서 1시간 이내에 조깅,
과격한 운동.

작해서 조금씩 속도를 높여가는 것이 좋습니다. 하지만 그것도 일어나서 1시간 이내에는 자제해야 합니다. 또 공복으로 운동하면 탈수 증상을 일으켜 혈전이 생기기 쉬우므로 아침 식사 후나 수분 보충을 한 후 운동해야 합니다.

심장에 이로운 '아침 시간 보내는 법' ④

몸을 차게 만드는 '아침 목욕'은 피해야 한다!

아침에 입욕을 하거나 샤워하는 사람도 있을 것입니다. 그런데 이것은 심장에는 스트레스를 주기 때문에 조심해야 합니다.

겨울에는 아침에 탈의실이나 욕실이 추워서 혈압이 올라갑니다. 바로 뜨거운 물에 몸을 담그면 몸에 힘이 들어가고 물의 온도 때문에 자극을 받아 혈압이 갑자기 올라갑니다. 또 여름에는 날씨가 덥다 보니 차가운 물로 샤워를 하는 경우가 많은데 계절과 상관없이 급격한 온도 차이는 혈압을 급상승시킬 가능성이 있기 때문에 조심해야 합니다.

바른 입욕법은 '자기 전 시간 보내는 법'에 자세히 적

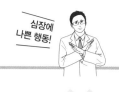

심장에 나쁜 행동!

✕

겨울철 아침 목욕, 여름철 아침 샤워.
휴일에 수면의 균형을 무너뜨리는 일.

어두었는데 입욕 방법에 따라서 심장에 좋기도 하고 나쁘기도 해서 주의할 필요가 있습니다.

전문의는 어떻게 할까? 저는 이렇게 합니다

휴일 아침에도 같은 시간에 일어나 '체내 시계'를 맞춘다

휴일 아침에는 늦잠을 자서 지금까지 부족했던 수면을 보충하는 것, 평일과 같은 시간에 일어나는 것, 어떤 것이 더 좋을까요? 저는 쉬는 날이라도 되도록 같은 시간에 일어나려고 노력합니다. 앞서 말했듯이 체내 시계가 잘 돌아가게 하려면 휴일에도 일어나는 시간은 규칙적인 편이 좋다고 생각하기 때문입니다.

만약 빨리 눈이 떠졌다고 하더라도 이불 속에서 뒹굴뒹굴하면 됩니다. **몸을 일으키는 시간이 규칙적이라면 체내 시계도 흐트러지지 않습니다.** 그렇지만 평일에는 아무래도 수면이 부족하다 보니 '주말에 실컷 몰아서 자고 싶다'라고 생각하는 사람도 있을 것입니다.

그런데 '잠은 몰아서 자면 좋지 않다'라는 주장과 '몰아서 자는 한이 있더라도 수면 시간은 충분히 확보해야 한다'라는 주장이 둘 다 있어 무엇이 좋다고 딱 잘라 말할 수는 없습니다. 하지만 어떤 선택을 하든 낮 시간을 개운하게 보낼 수 있으면 됩니다.

일요일에 반나절 동안 잠을 자는 바람에 밤에 잠이 오지 않아 결국 일주일 동안 생활 패턴이 불규칙해지는 등의 문제가 발생하지 않으면 괜찮다고 생각합니다.

이것만은 꼭
기억하자!

기상, 세수, 화장실, 아침 샤워에는 위험 요소가 가득하다?

건강에 도움이 된다고 생각하는 아침 조깅도 주의가 필요하다.

기상 1시간 이내에는 금지!

심장에 이로운 '아침 시간 보내는 법' ⑤

'아침 식사'는
중요하다!

뒤에서 다시 말하겠지만 **아침 식사는 '심장 건강'을 위해 매우 중요합**
니다.

그렇지만 바쁜 아침 시간에 정성을 들여 아침 식사를 만들 여
유가 없는 사람도 많습니다. 간단한 식사여도 좋으니 부족해지기
쉬운 비타민, 미네랄, 식이섬유, 단백질을 충분히 섭취해야 합니다.
대사 증후군이나 혈당이 걱정되는 사람은 탄수화물이 적은 아침
식사가 이상적입니다.

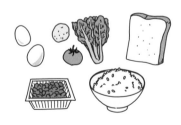

주먹밥이나 빵만 먹지 말고 채소 주스 또는 낫토와 함께 먹거나 두부와 달걀을 넣은 미소 된장국을 함께 먹으면 좋습니다. 시리얼과 요거트, 우유와 같은 조합도 추천합니다.

이것만은 꼭 기억하자!

아침 식사는 '심장 건강'을 위해서도 매우 중요하다!
간편하고 빠르게 해결할 수 있고 심장 건강에도 이로운 '나만의 아침 메뉴'를 찾자!

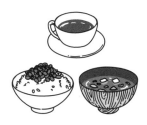

저자가 추천하는 '빠르고 간편한 아침 식사'

우리 집도 아침에는 시간과의 싸움이기 때문에 아침 식사는 빠르게 준비할 수 있는 메뉴를 준비합니다. 최근에 자주 먹는 아침 식사는 다음 3가지입니다.

- ★ **홈메이드 채소 주스**
- ★ **대두 시리얼과 요거트 또는 낫토와 밥, 미소 된장국**
- ★ **블랙커피**

'홈메이드 채소 주스'는 제철 채소와 과일을 착즙기로 짜서 약간의 레몬과 엑스트라 버진 올리브유를 한 작은술 정도 넣어서 만듭니다.

'대두 시리얼과 요거트'는 252페이지에서 소개하는 '대두 시리얼'을 요거트에 토핑한 것입니다. 대두 시리얼 대신에 찐 대두를 넣는 경우도 있습니다. 유동식만 먹는 것이 아니라 씹는 식감을 느낄 수 있는 식재료를 넣으면 포만감을 느낄 수 있습니다.

백미를 적게 넣은 밥과 낫토, 미소 된장국과 같은 일본식 아침 식사도 최근에는 즐겨 먹습니다.

이 아침 식사의 좋은 점은 빠르게 준비할 수 있고 비타민, 미네랄, 식이섬유, 단백질과 같이 부족해지기 쉬운 영양소를 섭취할 수 있는 데다가 저탄수화물, 저칼로리 식단입니다. 혈당이 급상승하거나 급하강하는 일이 없기 때문에 포만감을 오래 느끼고 금방 배가 고파지지 않는다는 점도 장점입니다.

심장에 이로운 '오전 시간 보내는 법' ①

출근은 여유롭게,
시간에 쫓기지 않아야 한다

아침을 먹고 시계를 보고는 크게 당황한다. "벌써 시간이 이렇게 됐다니! 지각이다!" 서둘러 집에서 뛰쳐나와 역이나 버스 정류장까지 달리다가 두 칸씩 계단을 급하게 올라 전철 속으로 뛰어든다.

이미 눈치챘겠지만 이때는 혈압은 올라가고 심박수도 상당히 빨라집니다. 아침 출근길에 심장 발작을 일으키는 사례도 많습니다. 사실 저의 은사도 역으로 가는 길에 길 위에서 급성 심근경색으로 타계하셨습니다. **젊은 사람은 괜찮겠지만 중장년층은 절대 서둘러**

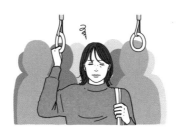

서는 안 됩니다. 크게 당황한 채로 허둥지둥 집에서 나오는 일이 없도록 일찍 일어나서 여유롭게 준비하고 집을 나서야 합니다.

그리고 만원 전철로 출근하는 상황도 조심해야 합니다. 흔들리는 전철 안에서 넘어지지 않으려고 온몸에 힘을 주거나 사람들에게 밀려 짜증을 느끼다 보면 혈압과 심박수가 괜히 또 올라갑니다.

만원 전철은 정신적으로도 육체적으로도 스트레스이지만 교감신경이 최대한 긴장하지 않도록 주의해야 합니다. 전철 속에서는 손잡이나 기둥에 기대어 좌우의 발은 엇갈리게 섭니다. 흔들림을 거스르려고 하지 말고 전철의 움직임에 맞춰 몸을 전후좌우로 움직여줍니다. 이러한 동작을 하면 몸에 지나치게 힘이 들어가는 것을 막을 수 있고 장딴지 근육을 움직일 수 있습니다.

장딴지 운동에는 하지 혈관 마사지 효과가 있어 혈액 순환 개선을 기대할 수 있습니다. 그리고 사람들에게 밀려 순간 욱했을 때는 제6부에서 소개하는 '분노를 다스리는 법'으로 마음을 진정시켜 소중한 심장을 보호하도록 합시다.

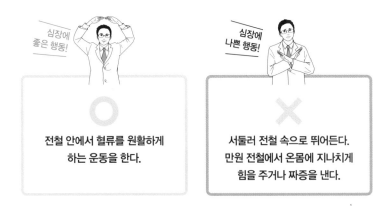

심장에 좋은 행동!

전철 안에서 혈류를 원활하게
하는 운동을 한다.

심장에 나쁜 행동!

서둘러 전철 속으로 뛰어든다.
만원 전철에서 온몸에 지나치게
힘을 주거나 짜증을 낸다.

백년 심장 만들기

심장에 이로운 '오전 시간 보내는 법' ②

자동차 운전도 심장에 부담을 주지 않도록 해야 한다

차를 운전하는 사람도 많으리라 생각합니다.

자동차 운전도 심장 건강과 밀접한 관련이 있기 때문에 조심해야 합니다. 우선 무리한 추월이나 과속은 혈압이나 심박수를 높이고 심장에 부담을 줍니다. 원래 운전을 하는 것만으로도 심박수와 혈압은 올라간다고 합니다. 실제로 제 주변에도 운전 중에 심근경색을 일으킨 사람이 있습니다.

남성 중에는 추월당하고 욱해서 화내는 사람이 많은 듯합니다.

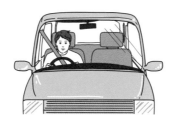

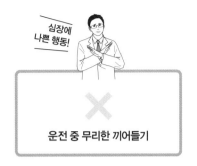

심장에
나쁜 행동!

× 운전 중 무리한 끼어들기

'내가 다시 추월해야지' 하며 흥분하는 사람도 있습니다. 추월당하면 '저 사람 심박수가 올라가겠다. 안됐네'라고 생각하는 여유를 가져야 합니다.

심장에 이로운 '오전 시간 보내는 법' ③

재택근무에도 강약 조절 필요!
적당한 긴장과 이완으로
심장 건강 지키기

최근에는 재택근무를 하는 사람이 늘고 있습니다. 집에서 일하면 출근할 때와 달리 업무와 휴식의 경계가 모호해지기 때문에 '강약 조절'을 하는 것이 중요합니다.

적절한 긴장감은 업무가 끝난 후에 이완으로 이어집니다. 또 이를 통해 체내 시계가 균형을 이루게 됩니다. **'적절한 긴장과 이완'은 심장 건강을 지켜줍니다.**

우선 업무를 시작할 때는 복장도 제대로 갖추는 편이 좋습니다.

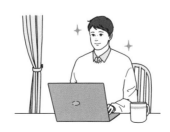

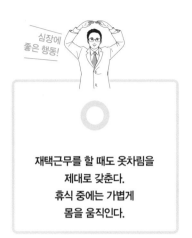

심장에
좋은 행동!

재택근무를 할 때도 옷차림을
제대로 갖춘다.
휴식 중에는 가볍게
몸을 움직인다.

회사에 출근하지 않더라도 자다가 뻗친 머리를 정리하고 세수와 양치를 한 후, 잠옷 말고 제대로 된 출근 복장으로 갈아입도록 합시다. 복장이 잘 갖추어지면 거울 앞에서 한 번 미소를 지어 보이고 난 후 일을 시작하면 좋습니다.

업무 중 적당한 긴장감은 업무 효율을 높여주고 자율 신경을 안정화하는 데에도 도움이 됩니다. 점심시간이나 퇴근 후에는 체조나 걷기 운동을 하며 가볍게 몸을 움직인 후에 휴식을 취하면 자율 신경이 균형을 이루게 됩니다.

이것만은 꼭
기억하자!

시간과 마음의 여유를 가지고 강약 조절을 하자!
적당한 긴장과 이완이 자율 신경을 안정시키고
심장 건강을 지킬 수 있도록 도와준다!

백년 심장 만들기

심장에 이로운 '점심시간 보내는 법' ①

편하게 휴식을 취하며 심장을 쉬게 하는 '점심시간 보내는 법'

점심시간은 바쁜 하루 중에 잠시 쉴 수 있는 시간입니다. 계속 긴장 상태였던 **교감 신경을 안정시키고 심장에 휴식을 주기 위해서도 가능한 한 편안하게 쉬어야 합니다.**

위장은 부교감 신경이 활성화되었을 때 잘 움직이기 때문에 긴장해서 교감 신경이 우위에 있는 상황에서는 움직임이 둔해집니다. 그렇기 때문에 컴퓨터를 보면서 바쁘게 식사하면 소화 흡수도 잘되지 않습니다.

점심 식사에서 중요한 것은 '저염'과 '식후 고혈당'이 되지 않도록 주의하며 배를 채우는 일입니다. 지나치게 염분을 많이 섭취하면 혈중 수분량이 증가해 심장에 부담을 줍니다. 특히 고혈압이나 신장병, 심장 질환이 있는 사람은 염분을 조절해야 합니다.

그리고 점심을 먹고 나면 졸음을 느끼는 사람이 있습니다. 졸리

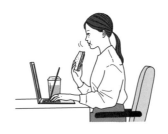

지 않더라도 멍하게 있거나 나른함을 느끼는 사람도 있을 것입니다. 이렇게 되면 오후 업무를 효율적으로 할 수 없습니다. **식사 후 잠이 오는 사람은 '식후 고혈당'**일 가능성이 있습니다. 식곤증이 생기는 이유는 사실 명확히 밝혀져 있지는 않지만 자율 신경이 영향을 미쳐 일어나는 것으로 알려져 있습니다. 탄수화물을 섭취하고 포만감을 느끼면 혈당이 올라갑니다. 이때 교감 신경도 활성화됩니다.

혈당이 높아지면 인슐린이 분비되고 혈당을 조절해 혈당 수치가 낮아집니다. 그러면 이번에는 부교감 신경이 활성화되어 졸음을 느끼는 것입니다. 또 혈당이 높아진 후에 다량으로 분비된 인슐

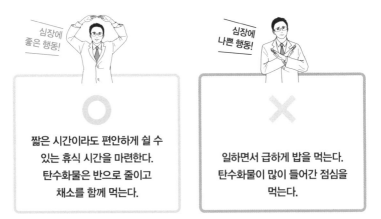

심장에 좋은 행동!

짧은 시간이라도 편안하게 쉴 수 있는 휴식 시간을 마련한다. 탄수화물은 반으로 줄이고 채소를 함께 먹는다.

심장에 나쁜 행동!

일하면서 급하게 밥을 먹는다. 탄수화물이 많이 들어간 점심을 먹는다.

린의 작용으로 인해 급격히 혈당이 떨어지고 집중력이 저하되기도 합니다.

식후 고혈당은 당뇨병의 전 단계로 직접 혈관에 해를 입혀 심장병의 원인인 동맥 경화를 일으키는 위험 인자입니다. 식후 고혈당을 막으려면 우선 탄수화물을 지나치게 많이 섭취하지 않도록 주의해야 합니다.

점심에는 돈가스 덮밥이나 일본 라멘과 같이 고탄수화물 식사를 할 때가 많은데 신경 써서 탄수화물 섭취를 줄여야 합니다. 예를 들면 가락국수나 덮밥과 같이 한 가지만 나오는 메뉴가 아니라 생선 정식 등 여러 음식이 함께 나오는 정식 메뉴를 시키고 밥은 반만 먹거나 샐러드도 함께 먹는 것이 좋습니다.

최근에는 프랜차이즈점에서도 밥 대신에 채소나 두부를 사용하는 등 다양한 '저탄수화물 메뉴'를 파는 곳이 있으니 그러한 메뉴를 선택하는 것도 방법입니다.

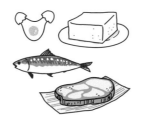

간편하고 건강한 '저탄수화물 점심 식사'

저도 점심 식사는 **탄수화물 섭취를 줄이려고 노력**합니다. 시간도 넉넉하지 않기 때문에 점심은 대부분 편의점 음식을 이용합니다. "편의점 메뉴로 건강한 식사를 할 수 있나요?"라며 놀라는 사람도 있지만 요즘 편의점에는 건강한 식재료를 많이 판매합니다.

자주 먹는 음식은 '샐러드(채소)+고기와 생선, 두부 등의 단백질' 조합입니다. 단백질은 삶은 닭고기나 돼지고기 생강구이, 닭가슴살 슬라이스, 생선구이 등의 반찬을 이용합니다. 요즘에는 편의점 반찬도 놀랄 정도로 맛이 좋습니다.

샐러드도 가능한 한 참치나 삶은 달걀, 두부 등 단백질이 들어간 것을 선택합니다. 제가 추가로 치즈나 찐 대두 등을 토핑할 때도 있습니다. 겨울에는 샐러드 대신에 채소 수프를 먹습니다.

이렇게 '채소+단백질'로 점심 식사를 마치면 자율 신경의 급격한 변화도 없고 오후에 졸릴 일도 거의 없습니다.

심장에 이로운 '점심시간 보내는 법' ②

음식은 꼭꼭 씹어서 뇌 혈류를 원활하게 하자

점심 식사에만 해당하는 이야기는 아니지만 **식사는 '꼭꼭 씹어 먹는 것'이 중요**합니다. '저작 활동(씹는 행위)'은 포만 중추를 자극하기 때문에 적당량만 먹어도 배가 부르다고 느낍니다. 잘 씹지 않고 빠르게 삼키면 포만 중추가 '배가 부르다'라는 신호를 보낼 때쯤에는 이미 식사가 끝난 상황입니다.

또 무언가를 씹는 행동이 혈당이 상승하는 것을 막고 '뇌의 혈류'를 개선하는 효과가 있다는 사실이 밝혀지고 있습니다.

이것만은 꼭 기억하자!

점심시간에는 '심장'에 휴식을 준다.
컴퓨터를 보면서 식사를 하지 않도록 한다.
꼭꼭 씹어 먹으면 '뇌의 혈류'도 개선된다!

심장에 이로운 '점심시간 보내는 법' ③

점심 식사 후, 30분 이내에 가볍게 몸을 움직이자

점심 식사 후에는 가능하면 잠깐이라도 밖으로 산책하러 나가는 편이 좋습니다. 재택근무를 하는 사람은 일부러 밖으로 나가지 않으면 온종일 집에서만 보내는 경우가 있기 때문입니다. 식후 30분 이내에 가벼운 걷기가 효과적입니다. 30분이라고 한 이유는 식후 30분 이내가 혈당이 오르기 쉬운 시간이기 때문입니다.

밖에 나갈 수 없다면 실내에서 할 수 있는 운동을 해도 괜찮습니다. 제가 고안한 '좀비 체조'(192페이지 참조)를 해도 좋고, 유튜브 등 동영상 사이트에서 알려주는 실내 운동을 찾아 몸을 움직이는 것도 좋습니다. 저의 공식 유튜브 채널에 다양한 운동을 소개하고 있으니 관심이 있으면 찾아보기 바랍니다.

'좀비 체조' 유튜브로 보기

'탄수화물 섭취'는
오후 2~6시가 골든 타임

저는 쉬는 날 이외에는 아침부터 계속해서 진료를 해야 하기 때문에 쉴 수 있는 시간이 없습니다. 오전 진료가 끝나고 오후 진료가 시작되기 전까지가 잠깐 숨을 돌릴 수 있는 시간입니다.

점심 식사 후 오후 진료가 시작되기 전에 블랙커피와 약간의 디저트를 먹는데 그 시간이 그 어느 때보다 행복합니다. 저는 원래 단것을 좋아합니다. 술도 마시는 데다가 디저트도 즐겨 먹습니다. 어떻게 하면 살이 찌지 않고 단것을 즐길 수 있을지 생각한 결과, 오후 진료가 시작되기 전 간식 시간을 활용하기로 했습니다.

점심 식사 후에는 이미 식사를 마쳤기 때문에 지나치게 많이 먹는 일도 없고 생각보다 많이 먹었다고 하더라도 밤까지 운동량을 늘리면 조절이 가능합니다. 또 동물 실험에서 오후 2시부터 6시 사이에는 하루 중 가장 지방이 쌓이지 않는 시간대일 가능성이 있다는 사실도 밝혀졌기 때문에 안심할 수 있습니다.

함께 마시는 블랙커피는 카페인의 작용으로 지방을 태우는 효과가 있습니다. 디저트는 일본식과 서양식 둘 다 좋아하는데 초콜릿을 자주 먹습니다. 초콜릿에는 항산화 작용이 있는 '카카오 폴리페놀', 심장에 좋은 성분 'GABA'가 들어가 있습니다. 이 책의 특별 부록에 실려 있는 '초콜릿 가바나'도 추천합니다(244페이지 참조).

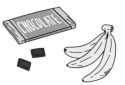

심장에 이로운 '점심시간 보내는 법' ④

15분 정도가 가장 좋다! 심장의 부담을 줄이는 '낮잠의 기술'

혈당과의 관계는 차치하더라도 인간은 일어나서 일정 시간이 지나면 '일주기 리듬(circadian rhythm)'으로 인해 어쩔 수 없이 졸리게 됩니다. 그래서 점심 식사 후 졸음이 몰려오면 낮잠을 자는 것도 좋습니다. 재택근무라면 조금 더 편하게 낮잠을 잘 수 있을 것입니다.

다만, 자는 시간에는 주의해야 합니다. 길어도 15분 정도가 적당합니다. 그 이상 잠을 자게 되면 본격적인 수면 모드에 들어가게 되어 '일주기 리듬'이 흐트러지고 밤에 쉽게 잠들지 못해 숙면할 수 없게

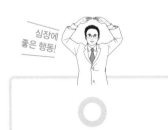

심장에 좋은 행동!

꼭꼭 씹어 먹는다.
식후 30분 이내에 걷기 운동,
15분 동안의 낮잠.

됩니다. 그렇게 되면 다음 날 교감 신경이 활성화하여 심박수와 혈압이 높아집니다. 그렇기 때문에 **낮잠 시간은 15분 정도가 가장 좋습니다.** 아주 잠깐의 수면으로 '교감 신경'을 안정시키면 편안한 상태로 오후 업무를 시작할 수 있습니다.

식후 30분 이내 산책으로 혈당 상승을 막자!
낮잠은 '일주기 리듬'을 무너뜨리지 않는 15분 정도가 효과적이다.

심장에 이로운 '오후 시간 보내는 법' ①

짜증과 초조함은
심장 건강에는 큰 적이다!

업무 중에는 긴장과 초조함을 느끼거나 화를 내고 흥분하는 등 심박수가 올라가는 일이 많습니다. 그날 해야 할 일을 해내기 위해 분주하게 움직이다 보면 심장이 두근거리는 일도 적지 않습니다.

부하나 상사, 동료의 말과 행동에 분노를 느끼거나 큰 소리를 내는 등의 행동은 더 큰 영향을 줍니다. '앗, 지금 심박수가 올라갔겠다'라는 생각이 든다면 가능한 한 신경 써서 잠깐 쉬어가거나 마음을 안정시켜야 합니다. 자신의 감정을 억지로 누르는 것도 심장에 부담을 줄 수

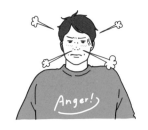

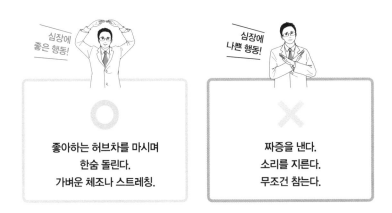

심장에
좋은 행동!

○

좋아하는 허브차를 마시며
한숨 돌린다.
가벼운 체조나 스트레칭.

심장에
나쁜 행동!

✕

짜증을 낸다.
소리를 지른다.
무조건 참는다.

있으므로 스트레스를 해소하고 기분 전환이 될 만한 일을 해야 합니다.

자신이 편안함을 느끼는 물건을 준비해두는 것도 좋습니다. 좋아하는 허브차를 마시거나 책상 앞에서도 간단하게 할 수 있는 마사지 기기를 활용하거나 제5부에서 소개하는 가벼운 체조나 스트레칭을 하는 것도 방법입니다.

낮에는 업무나 가사일 때문에 모두 바쁘리라 생각합니다. 계속 앉아만 있거나 초조함을 느끼는 등 '심장 건강'에는 좋지 않은 상황도 생기겠지만 조금이라도 심장을 소중히 보살피겠다는 마음을 가져야 합니다. 잠깐이라도 좋으니 마음 편히 한숨 돌릴 수 있는 시간을 마련해야 합니다.

흡연은 절대 금지!
동맥 경화를 일으키고
혈관을 망가뜨린다

담배에는 약 5,300종의 화학 물질과 70종 이상의 발암 물질이 포함되어 있다고 합니다. 이것들이 체내에 흡수되어 혈액을 따라 흐르면서 혈관을 망가뜨립니다.

게다가 **담배는 교감 신경을 자극하여 심박수와 혈압을 높입니다.** 혈관을 수축시키기 때문에 '혈류'도 나빠집니다. 또 담배 안에 들어가 있는 일산화탄소로 인해 일시적인 저탄소 상태가 됩니다. 혈전을 만드는 작용도 있어 심근경색의 원인이 되기도 합니다.

그 외에도 담배는 다양한 이유로 동맥 경화를 일으키고 혈관을 손상시킵니다.

유니버시티 칼리지 런던의 앨런 해크쇼(Allan Hackshaw) 박사 팀의 최신 연구에 따르면, 하루에 담배를 1개비만 피워도 심혈관 질환의 위험성이 크게 높아진다고 합니다.

건강을 생각한다면 금연해야 합니다. 또한 흡연은 주변 사람들에게도 스트레스를 준다는 사실을 잊지 마시기 바랍니다.

심장에 이로운 '오후 시간 보내는 법' ③

앉아 있는 시간을 줄이자

사무실에 일하는 사람들은 업무를 할 때 오랜 시간 앉아 있는 경우가 많은데 그렇게 되면 혈류가 악화하고 심혈관 질환이 발생할 가능성이 높아집니다.

호주의 한 조사에서는 하루에 앉아 있는 시간이 11시간 이상인 사람은 4시간 미만인 사람과 비교했을 때 사망 확률이 40% 높아진다는 사실이 밝혀졌습니다.

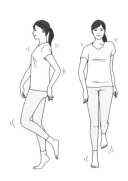

장시간 앉아 있지 않으려면 **의식적으로 자리에서 자주 일어나야 합니다.** 차를 준비하러 가거나 자료를 가지러 가는 등 다양한 방법을 생각해야 합니다. 또 화장실에 가면 조금 먼 길로 돌아서 자리로 오는 등 가능하면 많이 걷도록 해야

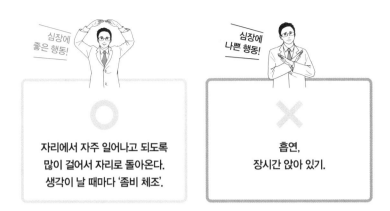

합니다.

　재택근무를 하고 있다면 화장실에 가려고 일어섰을 때 192페이지에서 소개하는 '좀비 체조'를 해보기 바랍니다.

　직장에서는 '좀비 체조'를 하며 화장실에 가면 이상해 보일 수 있으니(물론 가능하다면 꼭 하기를 추천합니다) 그럴 때는 185페이지의 'E.T. 자세 탈출 체조'나 194페이지에 있는 '앉아서 하는 좀비 체조' 등 자신의 생활 환경에 맞춰서 무리하지 않는 선에서 제가 소개하는 운동을 하며 조금이라도 더 몸을 움직이기 바랍니다.

계속 앉아만 있는 생활은 심혈관 질환의 위험을 높이기 때문에 피해야 한다.
간단한 운동으로 조금씩 몸을 움직이자.

심장에 이로운 '저녁~밤 시간 보내는 법' ①

집에 돌아오면
'이완 모드'로 바꾼다

저녁부터 밤까지는 교감 신경보다 부교감 신경이 더 활성화되는 시간대입니다. 현대인들은 아무래도 교감 신경이 지나치게 긴장하기 쉬운 환경에서 살고 있습니다. 신경 써서 부교감 신경이 활성화될 수 있도록 해야 합니다.

온종일 열심히 일하고 집에 왔다면 이제부터는 '강약 조절'을 하며 '이완 모드'로 바꾸어야 합니다. 집에 와서도 장시간 컴퓨터나 스마트폰을 들여다보는 사람도 많으리라 생각합니다. 하루를 돌아보면 여러

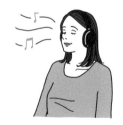

가지 일들이 떠오르겠지만 생각한다고 아무것도 달라지지 않는 일들 때문에 고민하기보다는 제대로 휴식을 취하는 것이 가장 좋습니다.

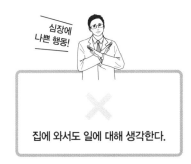

심장에 나쁜 행동!

집에 와서도 일에 대해 생각한다.

천천히 저녁 식사를 하고 좋아하는 일을 하며 편하게 시간을 보내야 합니다. 육아나 돌봄을 해야 해서 집에서도 정신없이 보내는 사람도 있겠지만 잠깐이라도 괜찮으니 자신만의 휴식 시간을 정해서 편하게 쉴 수 있는 시간을 확보하길 바랍니다. 좋아하는 음악을 듣거나 아로마 오일을 바르는 것도 좋은 방법입니다.

심장에 이로운 '저녁~밤 시간 보내는 법' ②

생선 요리와 적당량의 술로 '심장이 좋아하는 저녁 식사'를 한다

저녁은 영양분을 충분히 섭취하고 가능한 한 편안하게 맛있는 음식을 먹고 싶기 마련입니다. 가능하면 아침, 점심 식사를 떠올려 보고 생선이나 채소 등 부족했던 영양소를 보충하는 것이 이상적입니다.

심장 건강에 필요한 영양소와 함께 술을 좋아한다면 적당량의 술을 곁들이면서 자율 신경의 균형을 맞추고 심장이 쉴 수 있도록 해야 합니다.

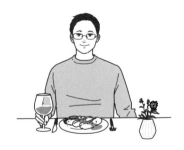

요리하는 즐거움이 두 배로 늘어나는
'밀키트'를 적극적으로 활용하자

우리 집에서는 저녁 식사 때 매번이라고 해도 좋을 정도로 생선 요리가 나옵니다. 이것은 아침이나 점심 식사 때는 먹을 기회가 적은 'DHA'와 'EPA'를 섭취하기 위해서입니다.

뒤에 있는 '특별 부록'에 추천할 만한 요리법을 실어놓았는데 회, 카르파초, 고등어 토마토소스 조림 요리 등에 샐러드나 채소를 넣은 수프와 좋아하는 술을 함께 먹습니다.

우리 집에서는 최근 배달 '밀키트'가 유행하고 있습니다. 한 끼 식재료와 레시피가 들어 있어 그대로 따라 하기만 하면 되어 편합니다. 영양 균형도 잘 잡혀 있습니다.

탄두리 치킨이나 삼겹살 등 평소에 집에서 잘 먹지 않는 요리도 있는데 레시피대로 만들면 놀랄 정도로 간편하고 맛도 좋습니다. 햄버그스테이크나 조림 요리도 지금까지 집에서 만들어 먹은 것과 다른 양념을 사용해 색다른 맛을 느낄 수 있습니다.

아내가 집을 비울 때는 제가 밀키트를 이용해서 식사 준비를 합니다. 얼마 전에도 돼지고기 허브 소스라는 메뉴를 만들었는데 저도 놀랄 정도로 멋진 요리가 완성되어 SNS에 올렸습니다.

요리를 많이 해본 적이 없는 사람도 어렵지 않게 만들 수 있는 요리가 많으니 가족을 위해 한번 도전해보면 어떨까요? 멋진 요리가 완성되면 평소보다 좋은 그릇에 담아 꽃도 곁에 놓고 와인도 함께 마시면 마치 근사한 레스토랑에서 외식하는 듯한 기분도 느낄 수 있습니다. 주말에 특별한 이벤트처럼 즐긴다면 최고의 힐링 타임이 될 것입니다.

심장에 이로운 '저녁~밤 시간 보내는 법' ③

지나친 음주는 금지!

CHAPTER 18

'매일 반주를 즐기는 것이 삶의 낙이다', '자기 전에 반드시 술을 마셔야 한다'라고 생각하는 사람도 있습니다.

술은 적당히 마시면 혈류도 좋아지고 혈압도 내려가 동맥 경화를 예방하는 효과가 있다고 합니다. **하지만 문제는 과음입니다.** 음주 후에는 심박수가 늘어나고 알코올의 혈관 확장 작용으로 인해 혈압이 떨어집니다. 하지만 지나치게 많이 마시면 술을 간에서 대사할 때 발생하는 아세트알데하이드(acetaldehyde)가 교감 신경을 긴장시키고 심박수와 혈압을 높여 심장에 부담을 줍니다.

자기 전에 술을 마시는 습관이 있거나 술을 마시지 않으면 잠을 못 자는 사람도 많은데 술을 마시고 자는 것은 생리적인 수면이 아니라 그냥 곯아떨어지는 것입니다. 정신을 잃은 상태에 가까우므로 정상적인 수면이라고 할 수 없습니다. 그래서 숙면할 수 없

백년 심장 만들기

고 도중에 잠이 자주 깹니다. 자다가 잠이 깨면 '교감 신경'이 활성화됩니다. 즉, 밤중에 다시 한번 교감 신경이 활성화되어 심박수가 높아지는 것입니다.

이외에도 술에는 이뇨 작용이 있어 밤중에 화장실에 가기 위해 일어나게 됩니다. 밤중에 잠이 깰 만큼 마시는 것은 양질의 수면을 방해하기 때문에 좋지 않다는 사실을 염두에 두어야 합니다. 술의 적당량에 대해서는 제3부에서 말씀드리겠습니다.

이것만은 꼭 기억하자!

일이 끝난 후에는 업무 모드의 전원을 끄는 것이 심장 건강에도 도움이 된다. 생선 요리랑 적당량의 술로 '심장이 좋아하는 저녁 식사'를 만들자!

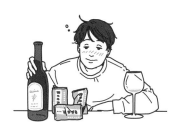

저녁 식사 후에는 걷기 등 '가벼운 유산소 운동'을 한다

아침에 과격한 운동은 좋지 않다고 말씀드렸는데 저녁부터 밤까지는 심박수도 안정되고 혈압도 떨어지기 때문에 운동하기 좋은 시간대입니다.

저는 **저녁 식사 후 가벼운 유산소 운동을 추천**합니다. 특히 과식을 한 날에는 저녁 식사 후에 운동을 하면 과식을 없었던 일로 만들 수 있습니다. 식사 직후에 운동을 하면 소화에 좋지 않다는 말이 있지만 식후 혈당치 상승을 막고 동맥 경화를 예방한다는 점에서는 효과적이라고 생각합니다.

유산소 운동은 걷기도 좋고 좀비 체조도 좋습니다. 업무가 끝나면 바로 피트니스 센터로 가는 사람이 있지만 공복 상태에서 운동은 그다지 바람직하지 않습니다. 저혈당이나 탈수 증상이 올 수 있기 때문입니다. 특히 공복일 때 과격한 근력 운동을 하면 '헝거 노

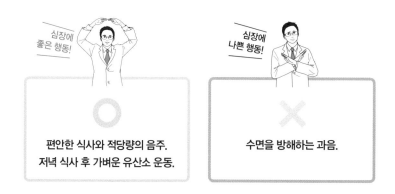

심장에 좋은 행동!	심장에 나쁜 행동!
◯	✕
편안한 식사와 적당량의 음주. 저녁 식사 후 가벼운 유산소 운동.	수면을 방해하는 과음.

크'라고 불리는 심각한 저혈당, 탈수로 인해 저혈압 상태가 되어 실신할 수도 있으므로 주의해야 합니다.

심장에 이로운 '저녁~밤 시간 보내는 법' ⑤

하루에 한 번 크게 웃는다

'웃음'은 매우 중요합니다. **웃으면 부교감 신경이 활성화되고 면역력을 높이는 효과가 있다는 사실이** 밝혀졌습니다. 암도 예방할 수 있다고 합니다. 하루에 한 번 제대로 웃어보면 어떨까요?

낮에는 일 때문에 바빠서 웃을 여유가 없는 사람도 있을 테니 밤에는 웃는 시간을 만들어보기 바랍니다. 좋아하는 개그 프로그램을 봐도 좋고 유튜브에서 웃을 수 있는 채널을 찾아봐도 좋습니다. 사람들과 대화하면서 웃는 것도 물론 도움이 됩니다. 심장 건강을 위해 하루에 한 번은 웃으려고 노력해봅시다.

또 한 가지, 의외의 스트레스 해소법이 '울기'입니다. 눈물

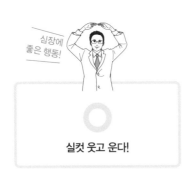

심장에 좋은 행동!

실컷 웃고 운다!

을 흘리면 스트레스가 발산됩니다. 슬픈 일이 있으면 참거나 주저하지 말고 울어버리는 것입니다. 또는 주말에 슬픈 영화를 보며 실컷 울면 스트레스가 해소됩니다.

저녁 식사 후에는 가벼운 유산소 운동이 좋다.
심장 건강을 위해서도 하루에 한 번 웃는 시간을 마련하자.

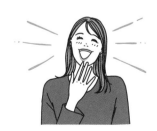

심장에 이로운 '자기 전 시간 보내는 법' ①

겨울에는 '목욕'과 '화장실'에 특히 주의한다

일과를 마치고 여유 있게 입욕을 즐기는 시간은 부교감 신경을 활성화해 수면 중 심장에 휴식을 주는 매우 중요한 시간입니다. 다만, 어떻게 하느냐에 따라서 혈관 문제가 발생할 위험도 있기 때문에 다음 주의사항을 꼭 지켜서 즐거운 힐링 타임이 되었으면 합니다.

우선, 심장에 부담을 주지 않는 물의 온도는 다소 미지근한 온도인 39~41도입니다. 42도 이상의 뜨거운 물에 갑자기 풍덩 들어가서는 안 됩니다. 물이 너무 뜨거우면 혈압이 쉽게 올라갑니다.

입욕을 하지 않을 때는 '족욕'을 추천합니다.

그리고 겨울이 되면 욕실이나 화장실에서 쓰러지는 사람이 늘어납니다. **급격한 온도 차이로 인해 혈압이 크게 변화**하기 때문입니다. 우선, 추운 탈의실에서 옷을 벗으면 체온이 떨어지지 않게 하려고 혈관이 수축하고 혈압은 상승합니다. 그런 상태로 갑자기 뜨거운 욕탕에 들어가게 되면 열의 자극으로 인해 혈압은 더 올라갑니다.

하지만 물에 몸을 담그고 10분 정도가 지나 몸이 따뜻해지면 이번에는 혈관이 팽창해서 혈압이 떨어집니다. 혈압이 급상승하면 혈관과 심장에 부담을 주고 혈압이 급하강하면 혈관 내를 흐르는 혈액이 정체되어 혈전이 생길 수 있습니다.

이렇게 입욕 시의 급격한 혈압 변화는 심장이나 혈관에 부담을 주고 혈전에 의한 혈관 문제를 초래해 심근경색이나 뇌경색의 발생 확률을 높입니다.

이를 막기 위한 입욕법을 소개하겠습니다. 우선, 탈의실과 욕실은 들어가기 전에 따뜻하게 데워놓아야 합니다(일본은 욕실, 탈의실, 화장실 공간이 따로 구분된 집이 많다-옮긴이). 탈의실은 소형 히터를 이용해 실온을 높이고 욕실로 들어가는 문을 열어 욕실의 따뜻한 증기가 탈의실까지 오도록 하면 좋습니다.

가능하다면 화장실에도 난방을 틀어야 합니다. 최근에는 저렴한 가격의 소형 난방기구도 판매하고 있으니 구매를 검토해보길 바랍니다. 추위와 더위로 인한 자극은 둘 다 교감 신경을 긴장시킵니다. 욕실은 이 2가지 자극이 공존하기 때문에 각별히 주의해야 합니다.

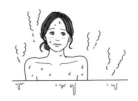

심장에 이로운 '자기 전 시간 보내는 법' ②

저자가 추천하는 '2가지 입욕법'

추운 겨울에 따뜻한 물속에 몸을 담그면 기분이 좋지만 중년의 나이라면 조심해야 합니다.

욕실에서 쓰러지는 일을 예방할 수 있는 2가지 입욕법을 추천합니다. 제가 추천하는 방법은 '**아저씨처럼 들어가서 노인처럼 나와라**'입니다.

아저씨, 노인이라는 말이 그다지 매력적으로 느껴지지 않는다고 의아해할 모습이 눈에 선하지만 그렇게 말하지 말고 꼭 실천해보기 바랍니다.

❶ 욕탕에 들어갈 때는 '아~' 하고 소리 내면서 힘을 빼고 들어간다

온천 등에 가면 아저씨들이 '아~~~' 하고 소리를 내며 욕탕에 들어가는 경우를 본 적 있을 것입니다. 그 모습을 떠올리면 됩니다. 뜨거운 물에 갑자기 확 들어가면 혈압이 급상승하기 때문에 소리를 내면서 천천히 들어가면 혈압이 급상승하는 것을 막을 수 있습니다.

❷ 욕탕에서 나올 때는 '아이고'라고 말하며 천천히 나온다

무릎에 손을 대고 다른 한 손으로는 욕탕의 틀을 잡고 가볍게 허리를 굽힌 후, 머리를 숙이고 '아이고'라고 소리를 내면서 천천히 일어나 욕탕에서 나옵니다. 욕탕에서 일어설 때 현기증을 느끼는 사람도 많습니다.

따뜻한 물로 혈관이 확장되어 혈압이 떨어진 상태에서 갑자기 일어나면 머리에 혈액이 전달되지 않아 뇌는 혈액 부족 상태가 됩니다. 만약 쓰러져서 머리를 부딪치면 최악의 경우 '뇌타박상'을 일으킬 수 있습니다.

이는 젊은 사람도 위험합니다. 천천히 일어나면 혈압 저하로 인한 뇌의 혈류 부족을 예방할 수 있습니다.

심장에 이로운 '자기 전 시간 보내는 법' ③

여름에 목욕할 때는 '탈수'와 '현기증'에 주의해야 한다

물론 여름철에 목욕할 때도 주의사항은 있습니다. 여름철에는 **탈수와 상열감, 현기증** 등의 증상이 발생할 수 있으니 조심해야 합니다.

입욕 중에 땀을 많이 흘리기 때문에 제대로 수분 공급을 하지 않으면 탈수 증상이 발생합니다. **입욕 전과 입욕 후, 수분 공급을 충분히 해주어야 합니다.**

그리고 상열감과 현기증도 발생할 수 있습니다. 욕조에서 일어난 순간, 갑자기 어지러웠던 경험이 있지 않나요? 뜨거운 욕탕에 들어가거나 장시간 욕조에 있어서 혈압이 떨어져 있는데 갑자기 일어나면 뇌에 충분한 혈액이 공급되지 않아 현기증을 느끼거나 머리로 피가 몰려 상열감을 느끼게 되는 것입니다.

또 계절과 상관없이 '공복'과 '음주 직후'에는 항상 주의해야 합

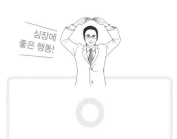

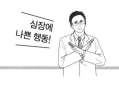

심장에 좋은 행동!

○

미지근한 물에 들어간다.
소리를 내면서 힘을 뺀 뒤 욕조에
들어가고 천천히 나온다.

심장에 나쁜 행동!

×

온도 차이가 큰 상태에서 입욕.
공복일 때나 음주 후 입욕.

니다. 이때는 욕탕에 들어가서는 안 됩니다. 둘 다 혈압이 떨어지기 쉽기 때문입니다. 술은 혈관을 확장하는 기능이 있기 때문에 음주 후에는 혈압이 떨어집니다.

또 공복 시에는 탈수가 발생하기 쉽고 혈관 내를 흐르는 수분량이 적어지기 때문에 혈관 내부 압력인 혈압이 떨어집니다. 혈압이 떨어지면 몸 위쪽에 있는 뇌로 가는 혈액이 부족해져 현기증이나 실신을 일으키기 쉽기 때문에 주의해야 합니다.

이것만은 꼭 기억하자!

'입욕할 때 주의사항'은 여름과 겨울이 다르다!
저자가 추천하는 2가지 입욕법을 활용해
미끄러짐 등의 사고를 막자!

심장에 이로운 '자기 전 시간 보내는 법' ④

건강하게 사우나를
즐기는 법

요즘 사우나가 큰 인기를 끌고 있습니다. 사우나를 즐기는 사람을 '사우너'라고 부른다고 합니다. 고온의 사우나는 혈압을 상승시켜 심장에 안 좋을 것 같다고 생각하는 사람도 있을 텐데 의외로 사우나에서는 혈압이 많이 상승하지 않습니다.

사우나는 분명 고온이지만 사우나실에 들어가고 나서는 몸이 천천히 뜨거워집니다. 뜨거운 욕탕처럼 갑자기 강한 자극이 오지는 않습니다. 그래서 사우나에 들어간 후 조금 혈압이 높아져도 몸이 데워지는 사이에 조금씩 다시 떨어집니다.

오히려 물에 들어갈 때 더 조심

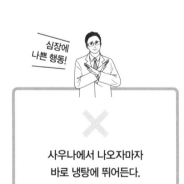

심장에
나쁜 행동!

✕

사우나에서 나오자마자
바로 냉탕에 뛰어든다.

해야 합니다. 뜨거운 사우나실에서 나와 물속에 풍덩 들어가는 순간, 몸이 급격히 차가워져 혈관이 수축하고 순식간에 혈압이 올라갑니다.

사우나에서 버틸 수 있을 때까지 최대한 버티고 10도 이하의 냉탕에 뛰어들면 기분이 너무 좋다고 말하는 사람이 있는데 '심장 건강'을 생각한다면 굉장히 위험한 행동입니다. 특히 중장년의 경우, 사우나에서 나왔을 때 손발에 물을 끼얹는 정도가 좋습니다.

또 평소에 하는 입욕과 마찬가지로 공복일 때나 음주 후에는 피하고 충분한 수분을 공급해 혈압 강하로 인한 현기증이나 실신이 발생하지 않도록 조심해야 합니다.

이것만은 꼭 기억하자!

사우나는 고온이지만 그렇게까지 혈압을 급상승시키지는 않는다!
다만, 물속에 들어갈 때는 조심해야 한다!

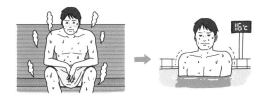

심장에 이로운 '최고의 수면법' ①

수면의 질 향상을 위해 '술'이나 '수분'을 지나치게 많이 섭취하지 않는다

제1부에서 말했듯이 **'심장 건강'을 위해 수면은 매우 중요**합니다. 수면 시간은 사람에 따라 다르지만 이상적인 시간은 7~8시간입니다. 다만, 평일에는 바빠서 잠을 충분히 자지 못하는 사람도 많이 있습니다.

그리고 수면은 '질'도 중요합니다. 밤중에 자주 깨거나 여러 번 화장실에 가기 위해 일어나는 것은 좋지 않습니다. 한 번 일어나면 '교감 신경'이 활성화되어 심박수가 올라가기 때문입니다.

전철에서 꾸벅꾸벅 졸다가 일어나 혹시 내릴 역을 지나치지는 않았는지 당황하며 심장이 두근거렸던 경험이 있지 않나요? 그것은 교감 신경이 갑자기 긴장했기 때문입니다. 집이 없던 원시 시대에는 사람들이 야외에서 자는 경우가 많았는데 자는 동안 늑대 등의 습격을 받으면 벌떡 일어나서 도망쳐야 했습니다. 그래서 비상 상황일 때는 '교감 신경'이 활성화한다는 설도 있습니다. 그래서 혈압과 심박수가 올라가고 재빠르게 행동으로 옮길 수 있게 되는 것입니다.

그래서 '심장의 휴식 시간=취침'에는 불필요하게 교감 신경이 활성화되지 않도록 조심해야 합니다.

제가 강조하고 싶은 것은 **'수면 시간은 다소 짧더라도 숙면을 해야 한다'**라는 점입니다. 이를 위해서는 밤중에 잠에서 깨지 않도록 대책을 마련해야 합니다. 밤에 깨서 화장실에 가지 않으려면 술이나 수분 섭취를 줄이는 것이 좋습니다. 술은 이뇨 작용이 있고 술을 많이 마시면 수면의 질이 떨어집니다. 자기 전에 술을 즐겨 마시는 사람도 있지만 너무 많이 마시지 않도록 해야 합니다. 또 저녁 이후에 카페인 섭취도 깊은 수면을 방해해 중도 각성의 원인이 되고 이뇨 작용으로 인해 수면의 질을 떨어뜨리기 때문에 피해야 합니다.

심장에 이로운 '최고의 수면법' ②

'귀 마사지' 등
잠이 오는 일을 한다

마사지를 받으러 갔다가 나도 모르게 잠이 들어 푹 자고 나온 경험이 있을 것입니다. 저는 미용실에 가면 바로 잠이 듭니다. 누가 머리를 만져주면 기분이 좋아지기 때문입니다.

이럴 때는 교감 신경이 진정되고 심박수가 내려갑니다. 그래서 심장에 휴식을 주기 위해서는 어떨 때 잠이 잘 오는지를 생각해서 그 행동을 하면 됩니다.

집에서 쉽게 할 수 있는 일은 '귀 마사지'입니다. 귀 주변에는 자

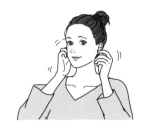

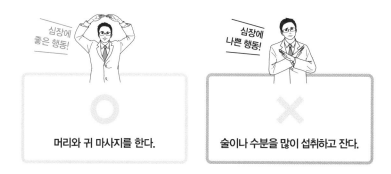

심장에 좋은 행동!	심장에 나쁜 행동!
O	X
머리와 귀 마사지를 한다.	술이나 수분을 많이 섭취하고 잔다.

율 신경을 안정화하는 혈 자리가 많이 있다고 합니다. 마사지 방법은 매우 간단합니다. 엄지와 검지로 귀를 잡고 가볍게 당기기만 하면 됩니다. 대각선 위, 바로 옆, 아래쪽과 같이 자리를 바꾸면서 세 번 정도씩 가볍게 당겨봅니다. 귀 마사지는 혈류를 개선하고 식욕을 억제하는 효과도 있습니다. 꼭 습관화하길 바랍니다.

이것만은 꼭 기억하자!

수면의 질도 중요하다.
밤중에 잠이 깨지 않도록 해야 한다. 간편하게 할 수 있는
'귀 마사지'를 습관화하자!

심장에 이로운 '최고의 수면법' ③

'외로워 체조'로
심부 체온을 낮춰
쉽게 잠든다

CHAPTER 27

겨울철이 되면 많은 여성이 '손발이 차서 잠을 잘 자지 못한다'라는 고민을 이야기합니다.

이는 심부 체온(체내 체온)이 떨어지지 않기 때문입니다. 표면 온도만 떨어지고 내부에 열이 모여 있는 페트병과 같은 상태라고 할 수 있습니다.

그러한 사람은 191페이지에서 소개하는 '외로워 체조'를 해보기 바랍니다. 자기 전에 이 체조를 하면 말초 혈관의 순환이 개선되고 심부 체온이 떨어져 쉽게 잠들 수 있습니다.

백년 심장 만들기

심장에 이로운 '최고의 수면법' ④

침구는 몸을 뒤척여도 불편하지 않은 제품을 선택한다

침구는 수면의 질에 큰 영향을 줍니다. 인간은 자는 동안에도 몸을 뒤척이는 등 많이 움직이기 때문에 '몸을 뒤척여도 편한 침구'를 선택하는 것이 중요합니다. 최근에는 다양한 기능이 있는 침구가 많이 나오는데 몸이 푹 꺼지는 침구는 몸을 뒤척일 때 불편합니다.

저는 몸을 뒤척일 때 불편하지 않은 '적당한 베개'를 고르는 것이 중요하다고 생각합니다. 베개 전문가이기도 한 '16호 정형외과'의 야마다 슈오리 선생이 알려준 베개(저는 밀푀유 베개라고 부릅니다)는 얇은 현관 매트와 수건을 접어서 만드는 것인데 뒤척여도 불편하지 않은 높이로 조정할 수 있습니다.

만드는 방법은 간단합니다. 플로어 매트를 두 번 접고 그 위에 수건을 개서 올립니다. 다양한 수건의 두께나 접는 방법을 시도해

보고 누워서 호흡하기 편하고 뒤척여도 불편하지 않은 높이로 조절해보기 바랍니다. 옆으로 누웠을 때 코와 턱의 중심, 배꼽을 이은 선이 같은 높이가 되도록 맞추는 것이 좋습니다.

자다가 깨는 일이 많다거나 깊이 잠들지 못하는 사람은 **침구를 바꿔보기를 추천**합니다.

심장에 이로운 '최고의 수면법' ⑤

잠옷은 심부 체온을 낮춰주는 '스포츠 웨어'를 입는 것이 좋다

인간은 수면 중에 '심부 체온'이 내려갑니다. **심부 체온을 낮추는 것이 숙면에는 매우 중요합니다.** 심부 체온이 낮아지면 '뇌의 온도'도 내려가 뇌가 쉴 수 있기 때문입니다.

심부 체온을 낮추려면 말단부터 온도를 방출하는 것이 중요합니다. 또 인간은 잠을 잘 때도 땀을 많이 흘리는데 이는 체온 조절을 위해서입니다. 기화열로 체온을 낮추면 심부 체온도 낮아지기 때문입니다.

이러한 사실을 생각하면 잠옷은 다음 2가지 중요한 요소를 고려해 결정해야 합니다.

❶ 체온 조절을 하기 편한 옷
❷ 심부 체온을 적당히 낮춰주는 옷

제가 추천하는 옷은 **스포츠 웨어**입니다. 땀을 빠르게 흡수하고 통기성과 신축성이 있기 때문에 잠옷으로 활용해도 전혀 손색이 없습니다.

그리고 무엇을 입든 '땀을 너무 많이 흘리지 않을 정도로 시원한 옷차림으로 자는 것'도 중요합니다. 특히 추운 겨울에 옷을 너무 많이 껴입고 자면 심부 체온이 적절한 수준까지 떨어지지 않아서 숙면을 방해합니다. 추울 때는 침구나 난방으로 조절하는 편이 좋습니다.

심장에 이로운 '최고의 수면법' ⑥

기분 좋은 향기로 힐링하자!
자기 전에 스마트폰은 금지!

'기분 좋은 향기'는 교감 신경의 긴장을 풀어주고 심박수를 낮추며 스트레스 해소에도 도움이 됩니다. 편하게 쉬는 시간에는 아로마 오일이나 향 등 좋아하는 향기를 준비해두면 좋습니다.

라벤더, 클라리 세이지, 페티 그레인 등에는 교감 신경을 억제하고 부교감 신경을 자극하는 향기 성분인 리날로올(linalool), 아세트산리날릴(linalyl acetate)이 포함되어 있기 때문에 이완 효과가 높다고 합니다. 숙면에 도움이 되는 캐모마일 차를 마시는 것도 좋

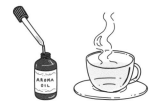

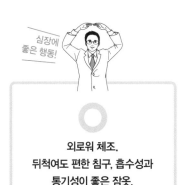

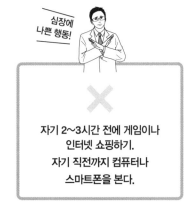

심장에
좋은 행동!

심장에
나쁜 행동!

외로워 체조.
뒤척여도 편한 침구, 흡수성과
통기성이 좋은 잠옷,
기분 좋은 향기.

자기 2~3시간 전에 게임이나
인터넷 쇼핑하기.
자기 직전까지 컴퓨터나
스마트폰을 본다.

습니다.

반대로 게임이나 컴퓨터, 특히 스마트폰은 멀리해야 합니다. 이러한 기기를 사용할 때도 편안하게 이완된다면 상관없지만 그래도 자기 2~3시간 전에는 그만두어야 합니다. 컴퓨터나 스마트폰 화면에서 나오는 '블루 라이트'는 교감 신경을 자극해 숙면을 방해합니다. 특히 자기 직전까지 스마트폰을 보는 사람은 생활 습관을 고칠 필요가 있습니다.

이것만은 꼭
기억하자!

침구나 잠옷에 신경 쓰면 수면의 질이 좋아진다.
'향기'로 긴장을 푼다.
자기 전에 스마트폰은 하지 않는 편이 좋다!

PART 3

매일매일 쉽게 실천할 수 있다!

'심장 건강에 좋은 최고의 식사', 5가지 비결

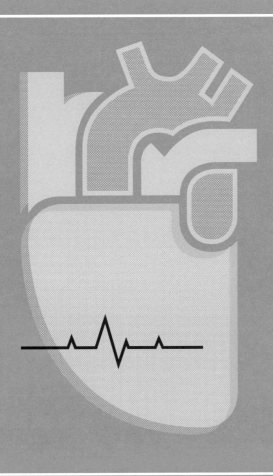

동맥 경화를 막고 생활 습관병을 예방하는
'심장 건강에 도움이 되는 식사법'이란?

동맥 경화로 이어지는 생활 습관을 예방하고 '심장 부담'을 줄이기 위해서는 식생활이 매우 중요합니다. 다음 3가지를 지키는 식생활을 해야 합니다.

> ❶ 염분 줄이기.
> ❷ 대사 증후군과 비만 개선.
> ❸ 혈당, 콜레스테롤, 중성 지방을 적당한 수준으로 유지하기.

'건강식'이라고 하면 '맛이 없는 음식을 억지로 먹는 장면'이 떠오를지도 모릅니다. 그런데 식사만큼은 맛있는 것을 먹고 싶지 않나요? 아무리 몸에 좋다고 해도 맛없는 식사를 참고 먹으면 스트레스가 쌓일 수밖에 없습니다.

제가 추천하는 식사법의 모토는 '맛있게, 즐겁게'입니다. '맛있는 식사'는 뇌를 편안하게 해주는 효과가 있습니다. 즐거운 마음으로 맛있게 먹으면서 '심장 건강'을 지켜나갑시다!

'무엇을 먹을까?'도 중요하지만 '어떻게 먹을까?'도 중요하다!

제3부에서는 '심장 건강을 유지하는 식사법'에 대해 소개하겠

습니다. '식재료' 선택도 중요하지만 어떻게 먹을지, 즉 먹는 방법도 중요합니다. 예를 들면 심장에 좋은 슈퍼 푸드를 골랐는데 혈당치가 급상승하거나 고혈압의 원인이 되는 방식으로 먹는다면 의미가 없습니다.

제3부에서는 심장 건강을 지키는 식사법을, 이어지는 제4부에서는 심장에 좋은 영양소를 소개하겠습니다.

심장에 좋은 식사법의 3가지 핵심은 '염분 줄이기', '대사 증후군과 비만 개선', '혈당, 콜레스테롤, 중성 지방을 적당한 수준으로 유지하는 것'이다.

심장 건강에 좋은 식사법 ①

조미료에 신경 써서 염분을 줄인다

염분의 과잉 섭취가 얼마나 심장에 고통을 주는지 앞서 말씀드렸습니다. 여기서는 **염분을 줄이는 방법**을 소개하겠습니다.

우리는 염분의 70%를 조미료를 통해 섭취하고 있다고 합니다. 단순히 생각해서 조미료를 줄이면 염분 섭취도 줄일 수 있는 것입니다. 하지만 그렇게 하면 음식의 간이 맞지 않아 맛이 없어집니다. 그럴 때는 다음과 같은 식재료를 활용하면 풍부한 맛을 즐길 수 있습니다.

- **마늘, 생강, 차조기, 파, 양하 등의 향이 있는 채소**를 사용해 감칠맛을 낸다.
- **레몬, 영귤, 유자 등의 감귤류**로 향과 풍미를 더한다.
- **월계수, 로즈메리, 고수, 타임 등 허브나 스파이스**를 사용한다.
- **다시마, 가다랑어포, 버섯** 등으로 깊은 맛이 나는 육수를 낸다.

이외에 조미료는 염분을 줄인 상품을 사용하고 라멘이나 우동의 국물은 남기는 것이 좋습니다. 간장이나 소스는 부어 먹지 말고 작은 접시에 담아서 찍어 먹는 것도 염분 섭취를 줄이는 데 도움이 됩니다.

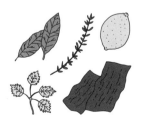

심장 건강에 좋은 식사법 ②

채소를 먼저 먹어 혈당이 급속도로 오르지 않도록 한다

혈당치라는 말은 이제 많은 사람이 일상 속에서 사용하게 되었습니다. 혈당은 혈액 속의 당분(포도당)을 말하는데 앞서 말한 것처럼 **고혈당 상태가 계속되면 혈관이 쉽게 훼손되어 동맥 경화의 원인이** 됩니다. 당뇨병 발생 확률도 높아집니다. 이를 막기 위해서는 혈당치가 갑자기 올라가지 않는 식사를 해야 합니다. 무엇보다 먹는 순서가 중요합니다.

주로 빵이나 밥과 같은 '탄수화물'이 혈당치를 높입니다. 그런데 예를 들어 50g의 탄수화물을 먹을 때도 채소를 먼저 먹으면 혈당치가 급속도로 올라가는 것을 막을 수 있습니다. 채소에는 'GLP-1'이라는 물질이 함유되어 있기 때문입니다. '지방 분해 호르몬'이라고도 불리는데 이 물질이 식욕을 억제하고 식후 혈당치 상승을 막아줍니다.

그렇지만 채소를 먼저 먹기 힘든 경우도 있습니다. 그럴 때는 **두유 등 대두 제품을 먼저** 먹으면 도움이 됩니다. 대두는 단백질도 풍부합니다. 두유를 마시면 포만감을 느낄 수 있어 탄수화물 과잉 섭취를 막는 효과도 기대할 수 있습니다.

만약 외근 등으로 갑자기 라멘이나 일본식 메밀국수를 먹게 되었을 때는 편의점에서 채소 주스나 토마토 주스, 두유 등을 사서 먼저 먹으면 됩니다. 가능한 한 당류나 탄수화물이 적은 것으로 선택하도록 해야 합니다.

그리고 식후 혈당치를 줄이려면 앞에서 말했던 것처럼 식후 30분 이내에 가볍게 걷기 운동을 하는 것이 좋습니다. 그때는 혈당치가 올라가기 쉬운 시간대이기 때문입니다. 또 식후 카카오 함량이 높은 초콜릿을 섭취하는 것도 효과가 있습니다.

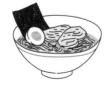
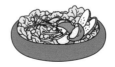

심장 건강에 좋은 식사법 ③

스트레스가 되지 않는 선에서 탄수화물을 조절한다

바로 앞에서 말했던 내용과도 연관이 있는데 **혈당치의 급상승을 막으려면 '탄수화물 과잉 섭취'에 주의해야** 합니다. 탄수화물을 지나치게 많이 먹으면 비만, 고혈압, 당뇨병과 같이 다양한 질병의 발생 확률이 높아지기 때문입니다.

그렇다고 해서 극단적으로 섭취를 줄이는 것도 좋지 않습니다. 탄수화물(포도당)은 에너지원이 되기 때문에 적당량은 섭취해야 합니다. 그래서 저는 '저탄수화물 식사'를 권장합니다. 탄수화물은 과잉 섭취하게 되는 경우가 많습니다. 왜냐하면 탄수화물과 단맛은 뇌의 쾌락 호르몬 중 하나인 '도파민'을 활성화하는 작용이 있어 마약과 같은 의존성이 있기 때문입니다.

초콜릿 등의 디저트를 한 번 먹기 시작하면 주체하지 못하고 끊임없이 먹었던 경험 있지 않나요? 이것은 탄수화물(과 지질)이 쾌락을 느끼게 하기 때문입니다. 단것을 먹으면 혈당치는 급속도로 올라갑니다. 이를 낮추려고 인슐린이 다량으로 분비되고 이번에는 급속도로 혈당치가 내려갑니다. 즉, 혈당치가 급격히 변화합니다. 혈당치가 급변하면 정신적으로 불안정해지기 쉽고 짜증을 느끼게 되어 집중력 저하의 원인이 됩니다. 그래서 탄수화물은 가능한 한 줄이면서 포만감을 느낄 수 있는 방법으로 식사를 하는 것이 중요합니다.

최근에는 대두나 곤약을 사용한 저탄수화물 면 외에도 저칼로리 죽이나 면도 판매되고 있습니다. 양이 적다고 느끼는 사람은 거기에 찐 대두를 넣어서 양을 늘리면 충분히 포만감을 느낄 수 있습니다.

최근에는 다양하고 맛도 좋은 저탄수화물, 저칼로리 식품이 판매되고 있습니다. 데우거나 따뜻한 물을 붓기만 하면 바로 먹을 수 있는 간편함도 매력입니다. 몇 가지 먹어보고 자신의 입맛에 맞는 상품을 발견해보는 것도 색다른 재미가 있습니다.

이것만은 꼭 기억하자!

스파이스나 향이 있는 채소, 저염 조미료로 염분 섭취를 줄인다. 채소를 먼저 섭취한다. 다소 느슨한 저탄수화물 식사로 스트레스를 피하자.

집에서 매일 실천하는
저탄수화물 식사법

우선 대충 밥과 빵, 면류 등의 탄수화물은 양을 반으로 줄이고 채소, 고기, 생선, 대두 제품, 해조류, 버섯 등을 늘리는 식사를 합시다. **주식을 줄인 만큼, 허전함을 느끼지 않도록 반찬을 늘려 전체 양이 줄지 않도록 하는 것이 방법**입니다.

우리 집에서도 꾸준히 '저탄수화물 식사'를 유지하고 있습니다. 라멘은 면을 반으로 줄이고 대신 숙주나 버섯, 양배추 등으로 양을 늘립니다. 삶은 달걀, 차슈, 브로콜리 새싹 등 다른 내용물을 추가하면 충분히 만족스러운 식사를 할 수 있습니다. 마찬가지로 볶음밥을 만들 때도 밥의 양은 줄이고 야채와 버섯으로 양을 늘립니다.

'특별 부록'에서도 소개했는데 백미를 먹을 때는 찰보리나 찐 대두를 추가로 넣으면 많이 먹지 않아도 포만감이 느껴집니다.

카레는 탄수화물이나 지질이 많이 들어간 시판 카레 가루를 사용하지 않은 수프 카레를 만들어서 방금 소개한 찰보리와 찐 대두를 넣은 밥과 함께 먹으면 매우 건강한 한 끼 식사를 즐길 수 있습니다.

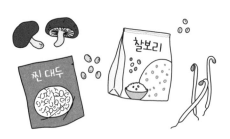

찐 대두

찰보리

백년 심장 만들기

심장 건강에 좋은 식사법 ④

아침은 거르지 않고
반드시 먹는다!

CHAPTER 4

앞서 말했지만 **심박수를 늘리지 않으려면 아침 시간을 어떻게 보내는 지가 중요**합니다. 그중에서도 아침 식사는 매우 중요하기 때문에 반드시 먹어야 합니다.

아침 식사는 절대 거르면 안 됩니다. 그 이유는 2가지가 있습니다. 우선, 아침을 거르면 오전 중에 배가 고파서 짜증이 나고 '교감신경'이 자극을 받습니다. 게다가 배가 고파서 '점심시간 아직 안 됐나?' 하며 계속 신경 쓰다 보면 집중력도 흐트러지고 공부나 업

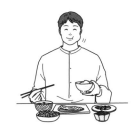

무 효율도 떨어집니다. 자율 신경을 안정화하기 위해서도 반드시 아침 식사를 해야 합니다.

또 한 가지 이유는 아침 식사를 거르면 점심 식사 후에 혈당치가 빠르게 올라갑니다. 혈당치가 급상승하면 이를 조절하기 위해 인슐린이 많이 나와서 또 급격히 혈당이 떨어집니다. 앞서 말했지만 이러한 급격한 변화는 혈관이 망가지는 원인이 됩니다. 아침 식사를 하지 않으면 저혈당 상태가 이어지기 때문에 몸은 인슐린 길항 호르몬이라고 하는, 혈당치를 높이는 호르몬을 분비합니다. 그때 점심을 먹으면 평소보다 더 혈당치가 올라갑니다.

아침 식사를 하지 않는 만큼, 점심을 많이 먹을 가능성도 있으므로 주의해야 합니다.

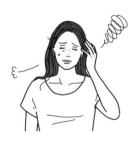

백년 심장 만들기

간헐적 단식 다이어트는 위험하다?!

최근에는 아침을 먹지 않는 '간헐적 단식 다이어트'나 '16시간 단식 다이어 트'가 유행하고 있습니다. '아침을 먹지 않고 내장에 휴식을 준다', '하루 동안 섭취하는 전체 칼로리를 줄여서 다이어트를 한다'라는 개념입니다.

또 공복 시간이 길면 **장수 유전자인 시르투인(Sirtuin)**이 활성화되어 건강에 좋고 장수할 수 있다는 의견도 있습니다. 하지만 굳이 단식하지 않더라도 식사량만 줄이면 같은 효과를 기대할 수 있습니다.

원숭이 실험에서 칼로리를 제한한 그룹과 평소대로 식사를 준 그룹을 비교했을 때 칼로리를 제한한 그룹이 질병 위험성이 낮아 장수했다는 유명한 실험이 있습니다. 이것은 칼로리 제한을 한 것이지 단식을 한 것은 아닙니다. **중요한 사실은 항상 배가 80% 정도만 채워지도록 먹으면 언제든 시르투인 유전자를 간단하게 활성화할 수 있다는 것입니다.**

아침을 거르면 오히려 비만이 된다는 데이터도 있고 뇌와 심혈관 질환이 발생할 확률이 높아지거나 당뇨병을 악화시킨다는 보고도 있습니다. 아침을 거르기만 해도 다이어트가 된다는 말도 있지만 이러한 위험성도 있다는 사실을 염두에 두기 바랍니다. 교감 신경의 긴장과 질병 위험성, 오전 중의 의욕 저하 등을 생각하면 대체로 건강에는 좋지 않다고 할 수 있습니다.

결론적으로 아침을 먹는 편이 심장을 위해서는 물론이고 전반적인 건강, 업무나 공부의 능률 향상에도 도움이 됩니다.

심장 건강에 좋은 식사법 ⑤

위를 초기화하는 식사로 심장 건강을 지키자

심장 건강을 위해 아침은 반드시 먹어야 한다고 말했는데 아침에는 식욕이 없거나 위 상태가 좋지 않아서 아침을 먹지 못하는 사람도 있을 것입니다.

저도 예전에는 위장이 약해서 고생했기 때문에 그 마음을 잘 이해합니다. 그래서 생각해낸 것이 **위장을 초기화**하는 식사입니다. 자세한 내용은 제 책인 《인생은 위로 결정된다! 위장이 약한 사람을 위한 취급 설명서》(마이니치신문출판)에서 소개한 적이 있는데 그 정체는 바로 반숙란이 들어간 죽입니다. 반숙란과 죽은 매우 소화가 잘되는 음식입니다.

반숙란은 온센타마고(일본식 수란-옮긴이)도 괜찮습니다. 염분이 필요하다면 우메보시(일본식 매실장아찌-옮긴이)를 조금 섞어도 좋습니다. 아침을 먹을 수 없을 때 채소 주스나 당근 주스를 마신다

는 사람이 많은데 주스는 차갑고 식이섬유도 포함되어 있어 사람
에 따라서는 위에 부담을 줄 수 있습니다.

위를 초기화하는 식사는 밤에 먹어도 상관없다!

아침에 식욕이 없거나 음식이 잘 넘어가지 않는 사람은 밤에
과식했거나 위가 충분히 쉬지 못한 상태인 경우가 많습니다.

위는 '연동 운동'이라고 해서 수축과 이완을 하며 소화 활동을
합니다. 식후에는 소화를 위해 위의 연동 운동이 발생하는데 취침
중에는 큰 수축이 반복해서 일어나 위 속을 비우게 됩니다. 이렇게
위는 아침 식사를 편안하게 받아들이기 위한 준비를 합니다.

그런데 취침 전에 식사를 하면 위는 취침 중에 소화를 위한 연
동 운동을 하느라 위를 초기화할 수 없게 됩니다. 저녁 늦게 식사
를 한 다음 날 식욕이 없거나 식후에 불쾌감을 느끼는 것도 이러
한 이유 때문입니다.

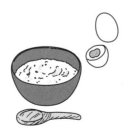

그래서 저는 저녁에도 위를 초기화하기 위한 식사를 추천합니다. 죽은 소화가 잘되기 때문에 금방 출출해질 수 있지만 밤에 일찍 자면 크게 문제 될 일은 없습니다. 저녁 식사를 저칼로리 식단으로 먹으면 다이어트에도 도움이 됩니다. 다만, 영양 부족이 걱정된다면 영양 잡힌 식단으로 점심을 든든하게 먹도록 합시다.

이것만은 꼭 기억하자!

아침을 거르는 '간헐적 단식'은 단점도 많기 때문에 피해야 한다! 반숙란이 들어간 죽은 위장을 초기화할 수 있으므로 추천한다!

심장에 좋은
음주법도 있다!

심장에 좋은 음주법도 소개하겠습니다.

술은 적당량을 즐겁게 마시는 것이 비결

과음은 좋지 않다고 앞에서도 말씀드렸습니다. 하지만 이완 효과가 있어 자율 신경에도 좋은 영향을 미치고 적당량이라면 교감 신경의 긴장도 풀어줍니다. 또 말초 혈관을 열어주고 혈류를 개선해 심장 건강에 긍정적인 영향을 줄 수 있습니다.

사실 이를 뒷받침하는 연구 결과도 있습니다. 다음 페이지의 그래프를 보면 남녀 모두 하루 평균 10g 이상, 20g 미만(니혼슈 1홉 미만)의 술을 마시는 사람은 전혀 마시지 않는 사람이나 더 많이

하루 평균 알코올 소비량과 사망률의 관계

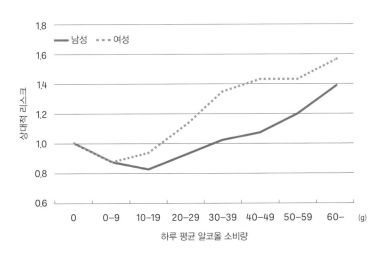

출처: 후생노동성 제19회 알코올 건강 장애 대책 관계자 회의
자료: 알코올 건강 장애에 관한 참고 자료

마시는 사람과 비교했을 때 가장 사망률이 낮았습니다.

그렇다면 적당량이란 어느 정도를 말하는 것일까요? 순수 알코올 양으로 봤을 때 하루 평균 약 20g 정도(여성은 10g)라고 합니다. 와인은 하루에 2잔(여성은 1잔)입니다.

더 마시고 싶은 사람은?

"하루에 와인 한 잔이라니… 마신 것 같지도 않아요. 방법이 없을까요?"

술을 좋아하는 여성에게 이런 항의 아닌 항의를 받은 적이 있습니다. 하지만 저도 의사인지라 "그러면 마음껏 드세요"라고 할 수는 없습니다.

그렇지만 건강 검진에서 혈액 검사 결과에 문제가 없고 적정 체중을 유지하고 있으며 위장도 건강하다면 가끔은 조금 많이 마셔도 괜찮습니다. 마시고 싶은데 마시지 못해서 스트레스가 쌓이는 것보다는 낫습니다.

우리 병원에 술을 좋아하는 여성 직원이 있는데 혈액 검사 결과에도 전혀 문제가 없고 과체중도 아닙니다. 항상 에너지가 넘치고 숙취도 없다고 합니다. 아마도 알코올 분해 능력이 뛰어나기 때문

주종에 따른 적당한 음주량

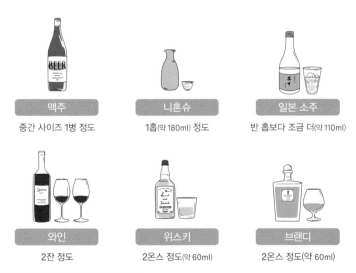

맥주	니혼슈	일본 소주
중간 사이즈 1병 정도	1홉(약 180ml) 정도	반 홉보다 조금 더(약 110ml)

와인	위스키	브랜디
2잔 정도	2온스 정도(약 60ml)	2온스 정도(약 60ml)

※ 여성은 이 분량의 약 반 정도가 적정량입니다.
출처: 일본 고혈압 학회, 〈고혈압 치료 가이드라인〉

이겠지요. 그렇지만 **과음은 하지 않도록 조심**해야 합니다.

안주나 식사에 신경 쓰면
술 때문에 살이 찌지 않는다!

저도 술을 좋아해서 저녁 식사 때 항상 술을 곁들입니다. 예전에는 위스키를 자주 마셨는데 최근에는 레몬 사와(소주와 탄산수를 섞는 알코올음료−옮긴이)나 맥주를 즐겨 마십니다. 맥주는 풍미가 가득한 일본산 밀맥주를 좋아합니다. 아내는 레드 와인을 좋아해서 집에 돌아와 요리하면서 이른 시간부터 마시기도 합니다. 일 때문에 마실 때는 가끔 과음하기도 하는데 그럴 때는 다음 날에는 자제하려고 노력합니다.

"술을 마시면 살이 찌지 않나요?"라는 질문을 받기도 하는데 안주나 마무리 식사만 신경 쓴다면 그렇게까지 체중이 증가하지 않습니다. 알코올은 체내에 들어가면 모두 연소하는 '빈 칼로리(empty calorie)'이므로 술 때문에 살이 찌지는 않습니다. 엄청난 주당인데도 마른 사람들은 술만 마시고 안주나 요리는 거의 먹지 않습니다.

술은 적당히 마시고 안주나 요리는 저탄수화물, 가능하다면 저칼로리 음식을 선택하면 됩니다.

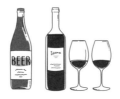

이것만은 꼭
기억하자!

알코올은 적당량이라면 이완 효과가 있어 자율 신경을
안정화하는 데도 도움이 된다. 안주나 마무리 식사에
신경 쓰면 술만으로는 살이 찌지 않는다!

심장을 건강하게 만드는
10가지 주요 성분

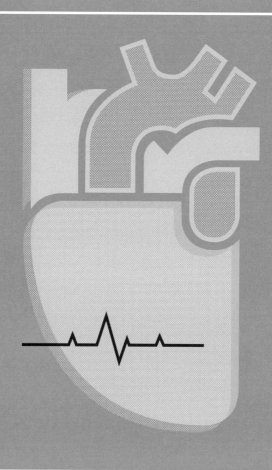

제4부에서는 '심장 건강'을 지키는 저만의 식사법에 대해 소개 하겠습니다. 이 식사법에서 빼놓을 수 없는 것이 '심장 건강을 지켜주 는 성분 섭취'입니다.

LTP, GABA, 케르세틴, EPA·DHA, 리코펜, 설포라판, 식이섬 유, 엽산, 카카오 폴리페놀, 레드 와인 폴리페놀 등 10가지입니다. 순서대로 소개하겠습니다.

심장을 건강하게 만드는 '10가지 주요 성분' ①

LTP 혈압을 낮추고 혈관을 젊게 만들어 동맥 경화를 예방한다!

LTP(락토트리펩티드)는 치즈, 쌀누룩 등에 들어 있는 성분입니다. 조금 전문적인 내용이지만 혈관 안쪽에 펼쳐져 있는 '혈관 내피세포'가 손상되면 동맥 경화가 진행됩니다. 혈관 내피 기능은 혈류의존성 혈관확장반응(FMD) 검사로 판단합니다.

혈압을 측정할 때 팔에 감는 커프로 팔을 조인 후에 가해졌던 압력을 풀면 혈류가 늘어납니다. 이 혈류의 자극으로 인해 혈관 내피세포에서는 가스 상태의 혈관 확장 물질인 일산화질소(NO)가

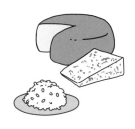

방출되고 말초 혈관이 확장됩니다. 말초 혈관이 어느 정도 확장되었는지 나타내는 것이 FMD로, 혈관 내피 기능이 떨어져 있으면 FMD 수치도 떨어집니다.

LTP는 혈관 내피세포를 정상적으로 유지하는 작용을 합니다. 혈압이 다소 높은 중장년층을 대상으로 한 FMD 연구에서 이러한 작용이 말초 혈관을 부드럽게 열어주고 높은 혈압을 낮추는 효과가 있다는 사실이 밝혀졌습니다.

또 LTP에는 혈관 연령을 낮추어 동맥 경화를 예방하는 등의 효과도 있습니다.

★ LTP가 많이 들어 있는 식품

치즈(블루 치즈, 고다 치즈), 쌀누룩 등

심장을 건강하게 만드는 '10가지 주요 성분' ②

GABA 스트레스를 줄이고
혈압도 낮춘다!

GABA(가바)란 '감마-아미노부티르산(gamma-aminobutyric acid)'을 말하는 것으로 아미노산의 일종입니다. 최근에는 초콜릿이나 커피 등의 식품에 사용되고 있어 알고 있는 사람도 많으리라 생각합니다.

스트레스를 줄이는 이완 효과가 있다고 널리 알려졌지만 **혈압을 낮추는 효과도** 있습니다. 교감 신경을 안정화하고 혈관을 수축시키는 노르아드레날린의 작용이 억제되어 혈관이 이완되고 혈압이 떨어집니다.

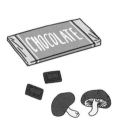

★ GABA가 많이 들어 있는 식품
초콜릿, 토마토, 대두, 버섯류, 발아 현미, 바나나 등

심장을 건강하게 만드는 '10가지 주요 성분' ③

케르세틴 혈관을 건강하게 유지한다

케르세틴(quercetin)은 채소나 과일, 특히 양파 껍질에 많이 들어 있는 폴리페놀의 일종입니다. 황색을 띠고 있으며 다소 쓰다는 특징이 있습니다.

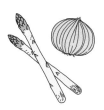

항산화 작용이 있어 혈관 내피세포가 산화로 손상되는 것을 막고 혈류를 개선해 혈압을 낮추는 작용을 합니다. 케르세틴에는 그 외에도 콜레스테롤 수치를 낮추는 작용, 항알레르기, 체지방 감소 효과가 있습니다.

★ 케르세틴이 많이 들어 있는 식품

양파, 아스파라거스, 녹차 등

심장을 건강하게 만드는 '10가지 주요 성분' ④

EPA·DHA 심장 건강을 위한다면 이것부터!

전갱이나 고등어와 같은 등 푸른 생선에는 EPA(에이코사펜타엔산)와 DHA(도코사헥사엔산)가 많이 포함되어 있습니다.

EPA와 DHA는 **오메가-3 불포화 지방산**이라는 기름입니다. 인간의 체내에서 만들어지지 않는 **'필수 지방산'으로, 음식으로 섭취해야 합니다.**

EPA와 DHA는 같은 물질이라고 생각하기 쉽지만 효능은 약간 다릅니다. 공통적인 효능으로는 '항염증 작용'이 있습니다. 염증이라고 하면 상처나 목의 통증을 떠올리는 사람이 많겠지만 체내의 보이지 않는 부분에서도 염증이 발생합니다. 예를 들어 피로나 스트레스는 뇌의 만성 염증이라고도 불리며 우울증이나 동맥 경화는 '체내의

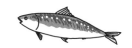

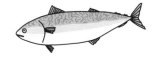

만성 염증'과 관련이 있다고 합니다.

EPA와 DHA는 이러한 염증을 진정시키는 작용이 있기 때문에 만성 염증으로 진행되는 동맥 경화를 막고 심근경색, 뇌경색의 위험성을 낮출 수 있습니다.

EPA와 DHA 각각의 기능은?

EPA는 말초 혈관을 부드럽게 열어주고 혈소판 활성을 억제해 혈액을 맑게 하고 혈류를 개선하는 작용이 있습니다.

한편, DHA는 뇌에 작용해 성장기의 뇌를 발달시키고 우울증이나 치매 예방에도 도움을 줍니다. 또 평정심을 유지하게 해주는 효과도 있습니다. 스트레스가 쌓이면 짜증이나 화를 내는 사람이 있는데 그런 주체할 수 없는 감정을 진정시키고 고난과 어려움을 이겨낼 수 있는 '강한 정신력'을 갖게 해줍니다.

EPA와 DHA는 모두 혈중 '중성 지방 수치'를 낮추고 소형 LDL(나쁜) 콜레스테롤을 줄여줍니다. 또 HDL(좋은) 콜레스테롤을 늘려 동맥 경화의 진행을 막는 데도 도움이 됩니다. 이상지질혈증을 예방하는 데에는 특히 DHA가 우수하다는 보고가 있습니다.

> ★ EPA와 DHA가 많이 들어 있는 식품
> 등 푸른 생선(전갱이, 정어리, 고등어 등)

심장을 건강하게 만드는 '10가지 주요 성분' ⑤

리코펜 혈관을
젊게 만들어준다!

토마토 등에 많이 있는 붉은색 색소 **리코펜**에는 매우 강한 **항산화 작용**이 있습니다. 그 효력은 **베타카로틴(beta-carotene)의 2배 이상**, **비타민E의 약 100배**라고 합니다.

이러한 강력한 항산화 작용이 혈관 내 피세포가 산화로 손상되는 것을 방지하고 동맥 경화를 막습니다. 또 혈류를 개선해 혈압도 낮춰줍니다. 그 외에도 혈당 억제나 비만 예방 효과도 있습니다.

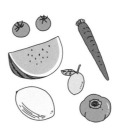

★ 리코펜이 많이 들어 있는 식품

토마토, 킨토키 당근(일본 가가와 지역 특산물로 짙은 붉은색을 띤다-옮긴이), 수박, 감, 살구, 파파야, 망고 등

설포라판 항산화 작용이 뛰어나고 비만 개선 효과가 있다!

설포라판은 브로콜리 등 십자화과 식물에 포함된 성분으로, 다양한 건강 증진 효과가 있는 것으로 알려졌습니다.

그중에서 심장 건강에 좋은 2가지 효과가 있습니다.

❶ 매우 강력한 항산화 작용

하나는 매우 강력한 항산화 작용입니다. 항산화 능력은 최강이라고 해도 과언이 아닙니다. 강력한 항산화 작용으로 혈관 내피세포를 산화로 인한 손상에서 보호해주고 동맥 경화 진행도 막아줍니다.

❷ 비만 개선 효과

또 한 가지는 비만 개선 효과입니다. 지방세포에는 에너지를 저장하는 백색 지방세포와 지방을 연소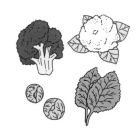
하는 갈색 지방세포가 있습니다. 설포
라판에는 백색 지방세포를 갈색화하
여 지방 연소를 촉진할 가능성이 있
다는 사실이 밝혀지고 있습니다.

내장 지방을 줄이면 당뇨병 예방 효과도 기대할 수 있습니다.
또 고지방 식사로 인한 장내 플로라(장내 세균총)의 교란을 막고 체
내 염증을 진정시켜 대사 증후군의 원인인 인슐린 저항성을 개선
할 가능성이 있다는 사실도 밝혀지고 있습니다. 장내 플로라를
정상적으로 유지하면 고지방 식사로 인해 증가하는 내독소(LPS,
Lipopolysaccharide)의 체내 이행을 줄이고 간이나 지방세포에서
발생하는 만성적인 염증을 억제해 인슐린의 작용을 개선하기 때
문에 당뇨병 예방 효과도 기대할 수 있습니다.

또 다른 건강 증진 효과로는 항필로리균 작용, 암 예방 효과도
있다고 알려져 있습니다.

★ 설포라판이 많이 들어 있는 식품
브로콜리 새싹, 브로콜리, 컬리플라워, 케일, 방울양배추 등

심장을 건강하게 만드는 '10가지 주요 성분' ⑦

식이섬유 장은 제2의 뇌! 장과 뇌의 건강이 심장으로도 연결

식이섬유와 심장 건강은 언뜻 보기에는 관련 없어 보이지만 사실은 큰 관련이 있습니다.

뇌-장 상호작용(brain-gut interaction)이라는 말이 있는데 **장은 제2의 뇌**라고 해도 될 정도로 이 2가지는 밀접한 관련이 있습니다. 예를 들면 스트레스를 받아서 복통이 생겼던 경험은 없나요? 뇌가 자율 신경을 통해 장에 영향을 주고 있기 때문입니다. 상호작용이라는 말에서 알 수 있듯이 장내 환경을 좋은 상태로 유지하면 스

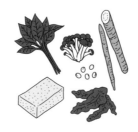

트레스를 견디는 힘이 강해집니다. 그리고 자율 신경의 교란을 막고 스트레스로 인한 '자율 신경의 긴장'을 완화해 심장 건강을 지킬 수 있습니다.

장내 환경을 개선할 수 있는 다양한 음식이 있는데 우선 **식이섬유**가 있습니다. 특히 '수용성 식이섬유'는 장내 유익균의 먹이가 되고 발효되어 '짧은 사슬 지방산(SCFA, Short Chain Fatty Acid)'이 됩니다. 짧은 사슬 지방산이란 부티르산(butyric acid), 프로피온산(propionic acid), 아세트산(acetic acid) 등의 유기산을 말하는 것으로, 특히 부티르산은 장 상피세포의 가장 중요한 에너지원으로 항염증 작용 등 뛰어난 생리적 효과를 발휘합니다. 또, 식이섬유는 당이나 지질의 흡수 속도를 낮추고 콜레스테롤을 흡착해 배출하는 등 비만, 이상지질혈증, 당뇨병 등을 예방하는 효과가 있습니다.

★ 식이섬유가 많이 들어 있는 식품
우엉, 몰로키아, 버섯류, 곤약, 콩류, 해조류 등

심장을 건강하게 만드는 '10가지 주요 성분' ⑧

엽산 동맥 경화를 예방하려면 비타민에 주목하자!

엽산은 비타민B군의 일종으로 비타민B12와 결합해 적혈구를 만들기 때문에 **조혈 비타민**이라고도 불립니다.

임산부에게는 잘 알려진 비타민입니다. 엽산은 세포 분열이나 성숙에 영향을 주는 비타민으로, 특히 태아에게는 중요한 성분이기 때문에 임신 전부터 산후에 걸쳐 섭취해야 합니다. 그리고 엽산은 사실 심장 건강에도 매우 중요한 비타민이라는 사실이 최근 연구를 통해 밝혀지고 있습니다.

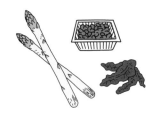

여기서 핵심은 '호모시스테인(homocysteine)'이라고 하는 아미노산입니다. 이 호모시스테인이 동맥 경화의 원인으로 추정되고 있기 때문입니다. 엽산은 비타민B12와 함께 혈중 호모시스테인의 양을 줄이고 동맥 경화를 예방하는 효과가 있다고 합니다. 또, 일본 국내의 여러 연구에서 엽산을 충분히 섭취하면 동맥 경화를 예방하고 허혈 심장 질환과 심부전 발생이 반으로 준다는 데이터도 나오고 있습니다.

★ 엽산이 많이 들어 있는 식품

간, 해조류, 김, 대두, 낫토, 치즈, 요거트, 브로콜리, 풋콩, 파슬리, 아스파라거스, 시금치, 아보카도 등

이것만은 꼭 기억하자!

장내 환경이 개선되면 심장도 좋아진다!
스트레스에 강해지는 설포라판, 식이섬유, 엽산을 챙겨 먹자!

심장을 건강하게 만드는 '10가지 주요 성분' ⑨

카카오 폴리페놀 혈당을 낮추고 비만과 동맥 경화를 예방한다!

카카오 폴리페놀은 주로 에피카테킨, 카테킨과 프로시아니딘(에피카테킨과 카테킨이 여러 개 결합한 화합물)로 이루어져 있습니다.

카카오 폴리페놀에는 **뛰어난 항산화 작용**이 있습니다. 혈관 내피 기능을 개선해 동맥 경화를 막고 관상 동맥의 혈관을 확장시켜 심장병을 예방하는 효과도 있습니다.

프로시아니딘은 소장에서 나오는 지방 분해 호르몬이라고 불리는 GLP-1의 분비를 촉진하는 작용이 있습니다. GLP-1은 췌장에서 나오는 인슐린 분비를 촉진해 고혈당을 예방합니다. 또, 뇌의 시상 하부에 작용해서 식욕을 억제해 비만을 방지하는 데에도 도움이 됩니다. GLP-1은 혈관 내피에서 나오는 일산화질소의 분비를 촉진해 혈관을 부드럽게 열어주어

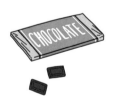

고혈압 예방 효과도 기대할 수 있습니다.

　또한 골격근에서 포도당 수송체 4형(GLUT4)을 세포막으로 이동시켜 근조직 안으로 당 흡수량을 증가시키고 당 대사를 개선하는 작용이 있다는 사실도 밝혀졌습니다. 인간을 대상으로 한 실험에서 식후 카카오 함유량이 86%인 카카오 폴리페놀 초콜릿(5g/개)을 3개 먹었을 때 식후 고혈당을 억제하는 효과가 있다는 사실이 확인되었습니다.

★ 카카오 폴리페놀이 많이 들어 있는 식품

카카오 함유량이 높은 초콜릿, 코코아, 시나몬, 검은콩, 사과, 포도씨 등

심장을 건강하게 만드는 '10가지 주요 성분' ⑩

레드 와인 폴리페놀 항산화 작용으로 혈관 내피 기능을 개선한다

프랑스인은 주로 고기 등의 포화 지방산이 풍부한 식사를 하는 데도 불구하고 관상 동맥성 심장 질환 발생률이 높지 않다고 알려져 있습니다.

이런 모순된 상황을 '프렌치 패러독스'라고 합니다. 이러한 모순을 밝히는 열쇠는 **레드 와인에 포함된 폴리페놀 레스베라트롤**(resveratrol)입니다.

동맥 경화는 혈중에 나쁜 콜레스테롤이라고 불리는 LDL 콜레스테롤이 늘어나고 이것이 산화되어 혈관 벽에 달라붙어 발생합니다.

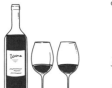

지금까지 많은 연구를 통해 레드 와인에 포함된 '레스베라트롤'이 LDL의 산화를 억제해 동맥 경화 진행을 막고 혈관을 유연하게 유

지한다는 사실이 밝혀져 프렌치 패러독스의 비밀이 규명된 것입니다.

또, 레스베라트롤은 동맥 경화가 진행된 제2형 당뇨병 환자에게서도 항산화 작용을 일으킨다는 보고가 있습니다. 그리고 최근에 술을 마시지 못하는 사람이 좋아할 만한 연구 결과가 히비노 사와코 의사팀에 의해 보고되었습니다.

연구에서는 건강한 사람에게 '레스베라트롤'을 함유한 레드 와인 엑기스 분말을 하루에 400mg(순수 레스베라트롤 함유량은 20mg), 12주간 계속해서 섭취하게 하고 혈관 내피 기능의 지표인 FMD 수치의 변화를 비교했습니다. 그 결과 레드 와인 엑기스 분말을 섭취한 사람의 혈관 내피 기능이 개선되었고 혈관이 부드러워졌다고 합니다.

논알코올 레드 와인 종류가 다양해져서 알코올이 없는 와인을 와인 리스트에 올려놓는 레스토랑도 많아졌습니다. 우리 집에서도 식사와 함께 레드 와인을 즐기고 있습니다.

★ 레드 와인 폴리페놀이 많이 들어 있는 식품
레드 와인, 논알코올 레드 와인

이것만은 꼭 기억하자!

피로나 스트레스는 뇌의 만성 염증이다.
심장에 도움이 되는 주요 성분을 섭취해
'강인한 마음'을 기르자!

심장 건강에 좋지 않은 '피해야 할 음식'도 알아두자!

고기의 비계, 유제품, 샐러드유…
별생각 없이 먹는 기름이
심장을 지치게 한다?!

심장 건강에 좋은 10가지 주요 성분을 소개했는데 이번에는 반대로 심장 건강에 좋지 않은 음식에 대해 말씀드리겠습니다.

심장에 좋지 않은 음식은 바로 **소금**과 **기름(지질)**입니다. 염분의 과잉 섭취 문제는 이미 말했기 때문에 여기서는 기름에 대해 설명하겠습니다. 지질은 체내에서 '세포막'을 만드는 중요한 영양소인데 '나쁜 기름'을 대량으로 섭취하면 혈관에 직접적으로 악영향을 끼칩니다.

그렇다면 **피해야 할 나쁜 기름**은 무엇일까요? 기름은 '포화 지방산'과 '불포화 지방산'으로 나눌 수 있습니다. 이 중에서 특히 '포화 지방산'을 조심해야 하는데, 구체적으로는 육류의 기름, 라드(조리용 돼지 기름-옮긴이), 유제품의 지방분 등이 있습니다.

이것들은 과잉 섭취하게 되면 '나쁜 콜레스테롤'과 '중성 지방'

을 늘려 관상 동맥의 동맥 경화를 일으키고 허혈 심장 질환의 위험성을 높입니다.

샐러드유의 맹점! 리놀레산과 아라키돈산은 주의해야 한다

불포화 지방산은 **오메가-6 불포화 지방산**과 **오메가-3 불포화 지방산** 등으로 분류됩니다. 대표적인 오메가-3 불포화 지방산이 앞서 말했던 10가지 주요 성분 중 하나인 EPA, DHA입니다. 차조기유, 들기름, 아마인유 등에도 오메가-3 불포화 지방산이 많이 포함되어 있습니다.

한편, 오메가-6 불포화 지방산에는 리놀레산, 아라키돈산 등이 있습니다. 리놀레산은 체내에서 아라키돈산으로 변환됩니다. 이 아라키돈산에 주의해야 합니다. 아라키돈산은 과잉 섭취하면 체내에서 염증을 일으키고 동맥 경화를 악화시킨다는 사실이 밝혀졌습니다.

예전에 리놀레산이 몸에 좋다고 해서 섭취를 권장했는데 지금은 거의 모든 사람이 리놀레산 과잉 상태라서 섭취를 줄여야 합니다. 리놀레산이 많이 포함된 기름은 홍화유, 옥수수유, 콩기름, 참기름 등입니다. 특히 많은 사람이 간과하기 쉬운 것이 이러한 기름이 모두 들어 있는 샐러드유입니다. 샐러드유는 가정에서 요리할 때도 사용되고 외식이나 냉동식품, 반찬 등에도 많이 사용되는데 과잉 섭취에는 주의해야 합니다.

가능하면 조리할 때도 올리브유를 사용하자

그렇다면 요리에는 어떤 기름을 사용하면 될까요? 저는 올리브유를 추천합니다. **올리브유는 '아라키돈산'으로 바뀌는 리놀레산의 함유율이 낮기 때문**입니다.

올리브유에는 항산화 작용이 있는데 개봉 후 2개월 이상 지나면 산화가 진행되기 때문에 2달 안에 다 사용해야 합니다. 드레싱 등 가열하지 않고 먹을 때는 오메가-3 불포화 지방산인 들기름이나 아마인유를 추천합니다. 이러한 기름은 열에 약하기 때문에 요리에는 적합하지 않습니다. 가열하지 말고 먹어야 합니다.

동맥 경화의 원인인 트랜스 지방산과 과산화 지질도 주의해야 한다

이러한 다양한 종류의 기름과는 별개로 주의해야 하는 것이 **트랜스 지방산**과 **산화한 기름**입니다.

트랜스 지방산은 기름을 생성하고 가공하는 과정에서 생기는 물질로 동맥 경화의 원인이 됩니다. 마가린, 쇼트닝에 많이 포함되어 있습니다. 그 외에도 스낵 과자, 컵라면, 쇼트케이크, 패스트푸

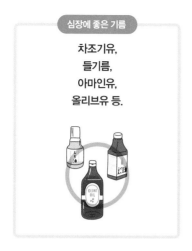

심장에 좋은 기름

차조기유,
들기름,
아마인유,
올리브유 등.

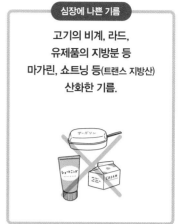

심장에 나쁜 기름

고기의 비계, 라드,
유제품의 지방분 등
마가린, 쇼트닝 등(트랜스 지방산)
산화한 기름.

드, 단 빵 등의 가공품에도 포함되어 있을 가능성이 있습니다.

그리고 **어떤 기름이든 '산화'에 주의**해야 합니다. 특히 고온의 기름으로 튀기면 산화가 진행되어 '과산화 지질'이 발생합니다. '산화한 기름'은 체내에서도 주변 지질을 산화시키기 때문에 혈관이 손상되고 동맥 경화를 초래합니다.

한 번 튀긴 기름은 다시 사용하면 안 된다고 하는데 그 이유는 여러 번 사용하면 기름이 산화되기 때문입니다. 튀김 요리는 안 그래도 칼로리가 높고 지질이 높기 때문에 심장 건강을 생각한다면 자주 먹지 않는 편이 좋습니다.

이것만은 꼭 기억하자!

심장에 좋은 기름과 나쁜 기름을 알고 동맥 경화를 예방하자!
튀김 요리는 칼로리가 높아 과잉 섭취에 주의해야 한다.

PART 5	하루 5분! 자투리 시간을 활용한 운동으로 심장 건강을 지킨다!

저자가 추천하는 '8가지 힘 빼기 운동'(체조&호흡법)

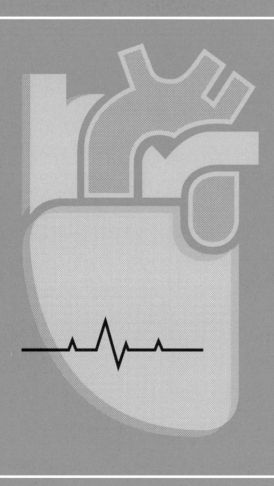

동맥 경화를 예방하고 심장 건강을 지키는 데 가장 큰 도움이 되는 것은 운동입니다.

이유는 크게 3가지입니다.

---

❶ 운동을 하면 심폐 기능(몸에 효과적으로 산소를 받아들이는 능력)이 향상되고 부교감 신경이 활성화되어 안정 시 심박수가 쉽게 떨어지거나 올라가지 않게 된다.

❷ 운동은 스트레스를 해소하고 말초 혈관을 부드럽게 열어주어 혈액 순환을 개선하며 동맥 경화의 진행을 막을 수 있다.

❸ 운동은 대사 증후군을 개선할 뿐만 아니라 생활 습관병을 예방하고 치유하는 효과가 있다.

이렇게 적당한 운동은 심장 건강을 유지하는 데 매우 효과적입니다.

심장에 좋은 운동과 심장에 나쁜 운동이 있다?

운동은 심장 건강을 위해서는 반드시 필요하지만 이 책을 여기까지 읽은 독자는 '운동을 하면 심박수가 올라가서 심장에 부담이 가지는 않을까?' 하는 의문이 생길 것입니다.

하지만 운동을 어떻게 하느냐에 따라 달라집니다. 즉, 운동에는 심장에 좋은 운동과 심장에 나쁜 운동이 있습니다. 심장에 나쁜 운동을 하면 심장병에 걸리기 쉬워지고 이미 심장병이 있는 사람은 더 악화할 수밖에 없습니다.

백년 심장 만들기

한편, 심장에 좋은 운동은 앞에서 말했던 3가지 효과가 있는 운동입니다. 운동 요법은 심부전 치료로 활용되고 있을 정도이기 때문에 심기능 유지에 확실히 도움이 됩니다.

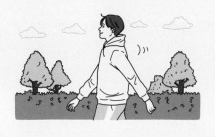

운동이 심장 건강에 좋은 이유 ①

심폐 지구력과 전신 근력이 강화된다

운동을 하면 심폐 기능이 향상된다는 것은 많은 사람이 알고 있는 사실입니다.

심폐 기능이란 다르게 말하면 심폐 지구력으로 심장이나 폐의 기능에 의존하는 체력이나 끈기를 말합니다. 운동을 하면 폐나 심장의 기능이 강화되고 모세 혈관이 발달하여 혈류량이 많아지고 산소를 운반하는 능력이 향상됩니다. 그 결과 근육에 장시간 에너지 공급이 가능해집니다.

심부전 환자는 심장 수축이나 확장 기능이 떨어져 있는데 일상생활에서 느끼는 호흡 곤란이나 운동 능력 저하는 심장의 기능 저하뿐만 아니라 근력의 저하도 원인일 수 있습니다.

운동은 심폐 지구력을 높이고 전신의 근력을 강화해 신체 활동량을 증가시키는 효과를 기대할 수 있습니다.

운동이 심장 건강에 좋은 이유 ②

자율 신경을 안정시키고 스트레스 해소에 도움이 된다

두 번째는 **운동의 스트레스 해소 효과**입니다. 사실 운동의 스트레스 해소 효과는 최근에 크게 주목받고 있습니다.

왜 운동이 스트레스 해소에 도움이 되는 것일까요? 이를 명확히 밝힌 것이 〈NHK 스페셜〉에서 방송된 '킬러 스트레스'라고 하는 시리즈입니다.

킬러 스트레스는 의학 용어는 아니고 이 프로그램에서 만든 표현입니다. '죽음으로 이끌 수 있는 위험한 스트레스'를 의미합니다. 심장과 스트레스 관계를 생각했을 때 매우 훌륭한 표현이라고 생각합니다. 이 프로그램에서는 미국의 심리학회가 추천하는 5가지 스트레스 대책을 소개합니다.

> ❶ 스트레스의 원인을 피한다.
>
> ❷ 운동.
>
> ❸ 웃는다.
>
> ❹ 도움을 받는다.
>
> ❺ 마인드풀니스.

이 중에 ❷ 운동은 조금 숨이 찰 정도로 빨리 걷는 등의 유산소 운동을 하면 뇌 구조가 변화하고 자율 신경(교감 신경)의 흥분을 억제할 수 있다고 합니다.

즉, 운동을 통해 뇌가 변화하기 때문에 스트레스가 해소된다는 것입니다.

스트레스는 뇌가 반응해 발생한다

말할 것도 없이 **스트레스는 뇌의 반응으로 발생**합니다. 쥐를 사용한 실험에서 운동한 쥐와 운동하지 않은 쥐는 뇌의 변화가 다르다는 연구 결과도 있습니다.

운동한 쥐는 운동하지 않은 쥐와 비교해 뇌 연수의 신경세포 돌기가 반으로 줄었고 운동하지 않은 쥐는 신경 돌기가 많았다고 합니다. 연수의 신경세포 돌기가 많다는 것은 그만큼 정보를 과도하게 받아들인다는 의미로 스트레스를 쉽게 느낀다는 뜻입니다.

우리는 운동을 하면 '기분 전환이 됐다', '몸을 움직이니까 기분

이 좋아졌다'와 같이 감정적인 효과를 느낍니다. 하지만 그런 심리적인 효과뿐만 아니라 운동을 통한 스트레스 해소 효과에는 과학적인 근거가 있는 것입니다.

운동이 심장 건강에 좋은 이유 ③

비만을 예방하는 베이지색 지방세포를 늘린다

세 번째 운동 효과는 **대사 증후군 예방과 개선**입니다.

앞서 말했듯이 대사 증후군은 동맥 경화를 악화시키고 스트레스와도 관련이 있는 심장의 가장 큰 적입니다. 대사 증후군을 개선하는 것은 심장 건강을 지키는 데 매우 중요합니다.

대사 증후군 개선을 위한 가장 중요한 키워드는 바로 '베이지색 지방세포'라는 말입니다. 사실 이 베이지색 지방세포는 최근 살이 잘 찌지 않는 체질을 만드는 데 중요한 요소로서 크게 주목받고 있습니다.

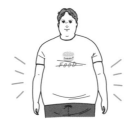

솔깃해지는
건강 칼럼

살이 안 찌는 체질의 핵심 키워드인 '갈색(베이지색) 지방세포'란?

지방세포에는 **백색 지방세포**와 **갈색 지방세포**의 두 종류가 있습니다. 백색 지 방세포는 에너지원으로 지방을 저장하는 세포입니다. 피하 지방이나 내장 지방은 주로 백색 지방세포로 되어 있습니다.

한편, 갈색 지방세포는 흡수한 지방을 연소시키는 작용이 있습니다. 열 생산 지방 조직이라고도 불리며 어릴 때는 모두가 많이 가지고 있지만 성인이 되면 줄어듭니다.

물론 개인차가 있기 때문에 어른이 되어도 갈색 지방세포가 많은 사람도 있습니다. 대식가인데 전혀 살이 찌지 않는 사람이 있는데 그런 사람들은 이 갈색 지방세포가 많다고 합니다.

사실 저의 아내도 이런 유형입니다. 아무리 많이 먹어도 살이 찌지 않습니다. 제 아내는 겨울에도 등이 매우 따뜻한데 아마도 갈색 지방세포는 등이나 목 주변에 많이 분포되어 있기 때문이 아닐까 생각합니다. 그곳에서 칼로리를 계속해서 연소시키고 소비하고 있는 것입니다.

'모두가 부러워하는 체질'이 되는 간단한 방법은?

위의 칼럼에 대한 이야기를 하면 모두 "그런 체질 정말 부럽다! 나도 갈색 지방세포가 많았으면 좋겠다!"라고 말합니다.

그러한 사람에게 좋은 소식이 있습니다. 최근에 백색 지방세포가 특정 자극으로 인해 갈색 지방세포와 비슷한 작용을 한다는 사실이 밝혀졌습니다. 이것을 '백색 지방세포의 베이지색화'라고 합니다.

그러한 작용을 유발하는 특정 자극은 바로 **운동**입니다. 운동을 하면 원래 존재했던 '갈색 지방세포'에 추가로 '베이지색 지방세포'가 늘어나는데 이것이 많아질수록 '살찌지 않는 체질'이 됩니다.

운동이 심장 건강에 좋은 이유는 3가지가 있다.
살찌지 않는 체질로 만들어주는 베이지색 지방세포도
운동으로 늘릴 수 있다!

백년 심장 만들기

운동하기 전 알아두기

심장에 좋은 운동이 무엇인지는 '심박수'로 결정된다

운동이 심장 건강에 미치는 효과에 대해서는 설명했으니 **이제 어떤 운동을 하면 좋을지 알아봅시다.**

가끔 마라톤이나 트라이애슬론 등의 경기를 하다가 갑자기 쓰러지거나 사망하는 일이 벌어지기도 합니다. 이는 심장에 너무 큰 부하가 가해진 전형적인 사례라고 할 수 있습니다.

몸을 움직여 대사 증후군이나 비만을 개선하겠다는 생각으로 몸에 부담이 많이 가는 운동을 해서 무턱대고 심박수를 올리는 사람이 많습니다. 이렇게 하면 지방 연소 효율이 떨어지는 데다가 필요 이상으로 심장에 부담을 주기 때문에 이러한 운동은 '심장에 나쁜 운동'이라고 할 수 있습니다.

그렇다면 **심장에 좋은 운동**에는 무엇이 있을까요? 바로 **심박수**와 관련이 있습니다. 심박수를 지나치게 늘리지 않고 '적절한 수준'이

유지되었을 때 운동 효과가 발휘됩니다.

나는 문제 없을까? 연령별 최대 심박수를 알아두자

'적절한 심박수'는 **연령별 최대 심박수**를 기준으로 하면 됩니다.

운동을 하면 심박수가 올라갑니다. 물론 무제한으로 올라가는 것은 아니고 한계가 있습니다. 이를 최대 심박수라고 하는데 연령에 따라 어느 정도 정해져 있습니다. **220에서 나이를 빼면** 쉽게 계산할 수 있습니다.

최대 심박수 = 220 - 나이

여러분도 자신의 최대 심박수를 계산해보기 바랍니다. 이 최대 심박수의 몇 퍼센트까지 올라가는지가 운동의 강도를 결정하는 기준이 됩니다. 개인차는 있지만 아래와 같습니다.

최대 심박수의 약 50~60%가 되는 운동 = 심장에 부담을 적게 주는 운동
최대 심박수의 약 70~80%가 되는 운동 = 다소 힘든 운동

유산소 운동은 심박수가 최대 심박수의 '80% 이하'가 되는 운동입니다.

심장에 좋은 운동을 정리해보면?

목적별로 살펴본 심장에 좋은 운동의 기준을 소개하겠습니다.

❶ 운동 부족 해소, 질병 후의 회복 → 최대 심박수의 약 40% 이하
❷ 지방 연소 → 최대 심박수의 약 40~70%

평소에 운동을 전혀 하지 않거나 아프고 나서 재활 중인 사람은 ❶부터 시작해서 조금씩 강도를 늘려나가는 것이 좋습니다. 평소에도 몸을 많이 움직이는 사람은 ❷부터 시작해도 됩니다. 최대 심박수의 40~70% 정도 되는 운동은 약간 힘들다고 느낄 정도의 운동입니다. 이것이 **가장 효율적으로 지방을 연소시킬 수 있는 운동**입니다.

그렇다면 구체적으로 어떤 운동을 하면 좋을까요? 누구나 쉽게 할 수 있는 운동이 **걷기**입니다. 운동을 하지 않던 사람이라면 우선 10분 정도부터 시작해서 조금씩 시간을 늘려가야 합니다. 지방을 태우고 싶은 사람은 하루에 30분(이상), 주 3~4회 정도 하면 좋습니다. 지방 연소에 가장 좋은 운동이 심장 건강에도 좋은 운동입니다. 이외에도 수영, 천천히 달리기, 좀비 체조(192페이지 참조) 등도 추천합니다.

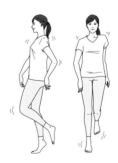

심장병이 있는 사람이 운동을 해도 될까?

운동 이야기를 하면 "심장병이 있는 사람이 운동을 해도 되나요?"라는 질문을 받습니다. 유산소 운동은 심장 기능을 유지하고 심장 질환 회복에 도움이 됩니다. 예전에는 심장병 환자는 안정이 제일 중요하다고 했지만 지금은 운동을 심부전 치료에 활용하기도 합니다. 적절한 운동은 **재발 예방**에도 도움이 됩니다.

다만, 각자 몸 상태에 따라 운동의 강도가 달라져야 하고 운동을 해서는 안 되는 사람도 있을 수 있습니다. 지병이 있는 사람은 절대 자기 스스로 판단하지 말고 반드시 주치의와 상담한 후 운동을 시작해야 합니다.

심장 건강을 지키고 자율 신경까지 안정화한다!
'8가지 힘 빼기 운동'

걷기를 비롯한 유산소 운동 이외에도 **자율 신경을 안정화하고 스트레스를 해소함으로써 심장 건강을 지키는 운동**도 효과가 있습니다. 지금부터 자율 신경을 안정화하고 혈류를 좋게 만드는 저자 추천 '8가지 힘 빼기 운동'을 소개하겠습니다. 누구나 쉽게 따라 할 수 있는 운동입니다. 저의 대명사라고도 할 수 있는 좀비 체조도 소개하겠습니다. 평소 생활 속에서 실천해보기 바랍니다.

저자가 추천하는 '힘 빼기 운동' ①

두통과 어깨 결림이 사라진다!
'E.T. 자세 탈출 체조'

여기서 E.T.는 예상했겠지만 그 유명한 영화에서 따온 것입니다. E.T.는 머리가 앞으로 나와 있고 자세도 바르지 않습니다. 이러한 자세를 저는 E.T.라고 부릅니다.

컴퓨터나 스마트폰을 오랜 시간 들여다보는 사람은 등이 굽고 일자목이 되기 쉽습니다. 정상이라면 목 경추의 모양이 아치 모양을 이루고 있어야 하는데 그것이 사라진 상태를 '일자목'이라고 합니다. 어깨나 목의 결림, 두통의 원인이 됩니다.

사실 **자세와 자율 신경은 밀접한 관련**이 있습니다. 자율 신경은 목을 지나기 때문에 목이 앞으로 나오고 새우등이 되면 신경을 압박해 혈류의 흐름을 방해합니다. 새우등이 우울증으로 이어질 수 있다고 지적하는 전문가가 있을 정도입니다. 어깨 결림을 느끼거나 외관상 보기 좋지 않다는 문제 이상으로 새우등은 위험 요소입니다.

'E.T. 자세 탈출 체조'는 새우등을 교정하는 데에도 엄청난 효과가 있습니다. 앉은 자세에서도 할 수 있으니 일하는 틈틈이 해보기 바랍니다. 이 체조로 E.T. 자세에서 벗어나 봅시다!

Point

손을 몸쪽으로 당길 때는 견갑골로 삶은 달걀을 으깬다는 느낌으로 확실하게 당겨주면 더 효과적이다.

E.T. 자세에서 벗어나 두통, 어깨 결림, 새우등 문제를 해결하자!

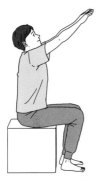 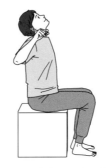 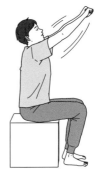

❶ 앉은 채로 손을 위쪽으로 뻗는다. 건물의 5층 정도 높이를 바라보는 듯한 느낌으로 턱을 올리고, 손은 건물 3층 정도의 높이를 향해 뻗는다.

❷ 하늘에서 노를 젓듯이 주먹을 쥐고 팔을 몸쪽으로 당긴다.

❸ 10번 정도 반복한다.

백년 심장 만들기

저자가 추천하는 '힘 빼기 운동' ②

자투리 시간에
심장 건강을 지키는
'손 크로스 체조'

'손 크로스 체조'는 자투리 시간을 활용해서 할 수 있습니다. 이 체조는 손으로 상반신을 꽉 끌어안아 손바닥에 혈류를 일단 멈춥니다. 손을 떼고 손을 흔들어줌으로써 혈액이 다시 흐릅니다. 멈췄던 혈액이 한 번에 다시 흐르면서 혈관이 열리고 혈액의 흐름이 좋아집니다. 혈액의 흐름이 좋아지면 이완 효과도 기대할 수 있고 자율 신경이 균형을 이루는 데에도 도움이 됩니다.

손 크로스 체조는 서서도 할 수 있고 장소에도 구애받지 않습니다. 전철을 기다리는 시간이나 텔레비전을 볼 때 등 생각이 날 때마다 한번 해보길 바랍니다.

Point

가슴 앞에서 손을 교차시켜 상반신을 최대한 꼭 끌어안는다!

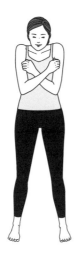
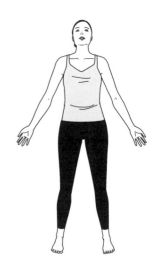

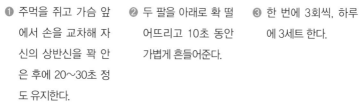

❶ 주먹을 쥐고 가슴 앞에서 손을 교차해 자신의 상반신을 꽉 안은 후에 20~30초 정도 유지한다.

❷ 두 팔을 아래로 확 떨어뜨리고 10초 동안 가볍게 흔들어준다.

❸ 한 번에 3회씩, 하루에 3세트 한다.

저자가 추천하는 '힘 빼기 운동' ③

더 쉽고 편하게!
'말랑말랑 체조'

'말랑말랑 체조'는 '손 크로스 체조'를 응용한 것입니다. 주먹을 쥤다 쥐었다 하기만 하면 됩니다. 이것만으로도 **혈액의 흐름을 개선하는 효과**가 있습니다. 스트레스 해소나 재활 치료용으로 사용되는 탄력성 있는 마사지 볼이 있는데 이 공을 조물조물하는 것도 좋습니다.

공이 없으면 팔 위쪽을 만져도 됩니다. 팔 위쪽의 말랑말랑한 느낌이 마사지 공 역할을 합니다. 다만, 너무 세게 만지지 않도록 주의해야 합니다.

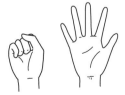

CHAPTER 8

저자가 추천하는 '힘 빼기 운동' ④

자율 신경을 안정화한다!
'졸랑졸랑 운동'

'졸랑졸랑 운동'은 교토대학교의 모리타니 도시오 명예교수가 추천하는 운동입니다.

같은 자세나 동작을 3분 이상 하면 혈압, 심박수가 안정되고 자율 신경이 움직일 필요가 없어집니다. 그렇기 때문에 자율 신경을 단련하려면 서거나 앉거나 하며 졸랑거리는 듯한 행동을 하는 것이 좋다고 합니다.

또 아래 그림처럼 앉은 채로 두 다리와 팔을 반복적으로 움직이는 운동도 효과적이므로 추천합니다.

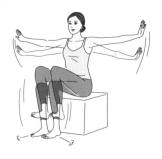

백년 심장 만들기

저자가 추천하는 '힘 빼기 운동' ⑤

취침 전 새로운 습관?
'외로워 체조'

자기 전에는 '외로워 체조'를 추천합니다.

밤에 이불 위에서 양쪽 무릎을 손으로 끌어안는 자세로 앉습니다. 이것이 바로 '외로워 포즈'입니다. 이때 세게 꽉 끌어안고 30초 ~1분 정도 유지합니다. 다음으로 손을 툭 하고 내려놓고 손바닥을 펴면서 '큰 대(大)'자로 몸을 펼치고 손발을 흔들어 줍니다. 세 번 반복합니다.

이것도 '손 크로스 체조'와 같은 효과가 있어 혈액의 흐름이 개선되고 자율 신경이 안정화합니다.

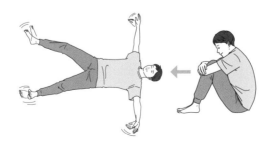

저자가 추천하는 '힘 빼기 운동' ⑥

저자 강력 추천!
'좀비 체조'

제가 만든 많은 체조 중 대표 격이라고 할 수 있는 **'좀비 체조'는** 그 자리에서 3~5분 만에 할 수 있는 유산소 운동입니다. 방송이나 책에서 여러 번 소개했기 때문에 아는 사람도 있을 것입니다. 운동 습관이 없는 사람이나 생활 습관병 등의 지병이 있는 사람도 부담 없이 할 수 있는 운동이 없을까 고민하다가 시행착오를 거쳐 만든 체조인데 자율 신경에도 작용해 심장을 쉬게 하는 효과가 있습니다.

좀비 체조는 누구나 간편하게 할 수 있는 운동입니다. 게다가 보기보다 훨씬 더 근육을 많이 사용합니다. 근육을 사용하면 혈관을 마사지하는 효과가 있어 결과적으로 자율 신경이 균형을 이루게 되고 심장 건강에 도움이 됩니다. 다음 '**Point**'를 참고해 아침, 점심, 저녁 식후에 1세트씩 해보기 바랍니다. 재택근무나 직장에서 일을 하다가 틈틈이 시간을 내어 해보면 좋습니다.

이것만으로도 엄청난 효과가 있다! 저자의 강력 추천 '기본 좀비 체조'

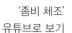

'좀비 체조'
유튜브로 보기

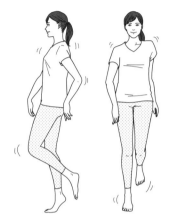
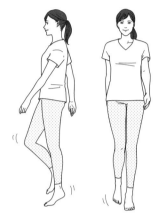

❶ 하반신은 제자리 뛰기를 한다.
상반신은 조금 과장되게 어깨를 좌우
번갈아 가며 앞뒤로 흔든다. (1분)

❷ 천천히 제자리걸음을 한다. (30초)

Point

❶ 배에 힘을 주고 양팔은 힘을 뺀 자세로 바르게 선다.

❷ 싫다고 앙탈을 부리는 듯한 느낌으로 어깨를 앞뒤로 흔들면서 제자리 뛰기를 한다. (1분) → 그때 팔의 힘을 쭉 빼고 있으면 마치 북에 달린 줄처럼 팔이 제멋대로 움직인다. 다리가 아픈 사람은 그 자리에서 제자리걸음만 해도 괜찮다! 무리가 가지 않는다면 다리를 높이 올려 운동량을 늘리면 더 효과적이다.

❸ 그 자리에서 가볍게 제자리걸음을 한다. (30초)

❷~❸을 3번 반복하면 1세트가 된다.

서서 하기 힘든 경우는 **앉아서 하는 좀비 체조**도 있습니다.

❶ 의자에 살짝 걸터앉는다.

❷ 상반신만 힘을 빼고 앞뒤로 흔든다.

(30초)

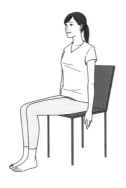

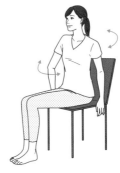

❸ 허리 위치는 그대로 두고 상체를 뒤로 눕혀 받침대에 등이 닿게 한다.

❹ ❸번 자세에서 한 발씩 위로 올린다.

(좌우 교대로 3번씩)

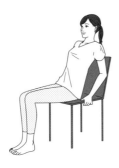

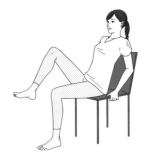

❺ ❷번 운동을 반복한다. (15초)

❻ 다시 등을 등받이에 대고 ❸번 자세를 한다.

❼ 양발을 모아 발꿈치를 올렸다 내렸다 한다.

❽ ❷번 운동을 반복한다. (15초)

❾ 다시 ❸번 자세로 돌아가 ❹번 자세를 반복한다. (좌우 교대로 5번씩)

❿ ❷번 운동을 반복한다. (15초)

업무 중 장시간 같은 자세를 유지했을 때 하루에 3~6세트 정도를 실천하면 효과적이다!

저자가 추천하는 '힘 빼기 운동' ⑦

혈관 안쪽부터 마사지하고
이완시키는 '기도 호흡법'

스스로 자율 신경을 조절할 수 있는 2가지 호흡법

운동은 자율 신경을 안정시켜 심장 건강을 지키는 효과가 있습니다. 그런데 같은 작용을 하는 것이 호흡입니다. 우리는 자신의 의지로 자율 신경을 움직일 수 없습니다. 하지만 호흡을 통해서는 스스로 지나치게 활성화한 교감 신경을 진정시키고 자율 신경을 조절할 수 있습니다.

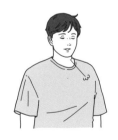

자율 신경이 안정화되었을 때 우리는 의식하지 않아도 자연스럽게 깊고 천천히 호흡합니다. 즉, 의식해서 천천히 호흡하면 교감 신경이 안정되고 이완된 상태를 유지할 수 있습니다. 또 근육에 힘을 꽉 주었다가 빼는 행동을 반복하면 혈관 내부를 마사지하는 효과가 있어 자연스럽게 이완 상태가 됩니다. 이를 전문 용어로 **점진적 근육 이완 요법(PMR)**이라고 부릅니다. 정신건강의학과의 재활 치료에도 활용됩니다.

이제부터 이들을 조합한 2가지 호흡법을 소개하겠습니다. 하나는 **기도 호흡법**입니다. 그림과 같은 방법으로 2~3회 반복합니다. 몸이 정화된 것처럼 몸과 마음이 상쾌해집니다.

자율 신경이 균형을 이루는 '기도 호흡법'

❶ 기도하듯이 가슴 앞에서 양손을 가볍게 마주 대고 크게 숨을 들이마신다.

❷ 양 손바닥을 강하게 밀면서 입을 오므리고 천천히 숨을 내쉰다. (8초) 이때 양팔과 양손에 힘을 주고 근육을 의식적으로 긴장시킨 후 한 번에 힘을 뺀다.

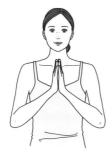

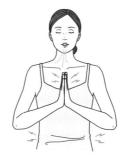

❶, ❷를 2~3회 반복한다.

저자가 추천하는 '힘 빼기 운동' ⑧

초조함과 불안감이 점점 사라진다! '6·3·3 호흡법'

자율 신경이 균형을 이루고 혈관 마사지 효과가 있는 호흡법으로 또 한 가지 추천하고 싶은 것은 **6·3·3 호흡법**입니다.

다음 페이지의 일러스트처럼 배를 집어넣으면서 입으로 6초간 숨을 내쉬고 다음 3초 동안 코로 숨을 들이마시고 3초 동안 호흡을 멈춥니다. 이를 반복합니다.

짜증이 나거나 화가 날 때 등 이 호흡법을 쓰면 마음이 안정됩니다.

이 호흡법은 **계속하다 보면 배가 들어가는 효과**도 있습니다.

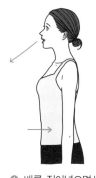
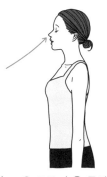
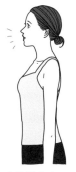
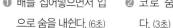

❶ 배를 집어넣으면서 입
으로 숨을 내쉰다. (6초)

❷ 코로 숨을 들이마신
다. (3초)

❸ 숨을 멈춘다. (3초)

Point

- 일하다가 같은 자세로 너무 오래 있었다는 생각이 들 때 하루에 여러 번 실천하면 효과적이다.
- 쉽게 잠들지 못하거나 숙면하지 못하고 빨리 깨는 사람은 취침 전후에 하면 좋다.

이것만은 꼭
기억하자!

저자가 추천하는 '8가지 힘 빼기 운동'은 누구나 할 수 있다!
심박수를 지나치게 늘리지 않고 심장 건강을 지킬 수 있다.
스트레스 해소에도 도움이 된다.

PART 6

'마법의 말'과 약간의 '발상 전환'으로
심장의 부담이 한결 줄어든다!

스트레스와 분노를
한 번에 없애는 방법

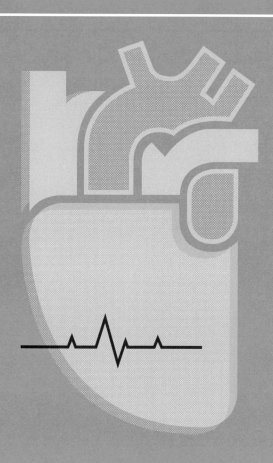

제6부에서는 혈압과 심박수를 낮추고 심장 건강을 유지하기 위한 '스트레스 관리법'에 대해 말씀드리겠습니다.

조금만 신경 쓰면 누구나 할 수 있는 일들입니다.

새로운 시대의 '스트레스 관리법'

우리 현대인들은 아무래도 스트레스가 많은 삶을 살고 있습니다. 일, 인간관계, 가정생활, 기타 등등 무엇을 해도 스트레스는 항상 존재합니다. 물론 몸과 마음을 병들게 하는 스트레스는 제거하고 피하는 등 근본적인 해결책이 필요하지만 그 정도가 아니라면 스트레스를 잘 조절하는 것이 중요합니다.

스트레스를 받으면 일시적으로 혈압과 심박수가 올라가는데 잘 발산하기만 하면 다시 원래대로 돌아옵니다. 제가 생각하기에는 스트레스도 생각하기 나름이라서 잘 관리하면 마음이 편해질 수 있습니다.

제가 스스로 실천하고 있는 **스트레스를 다스리는 사고법**을 소개하겠습니다.

저자가 추천하는 스트레스 관리법 ①

심박수의 적!
괴로운 일은 되도록
떠올리지 않는다

힘든 일이 있을 때 계속 마음에 담아두고 괴로워하는 사람이 있습니다. 하지만 그러한 것이 자꾸 쌓이게 되면 만성 스트레스 과다 상태가 됩니다. **심박수는 나쁜 기억을 떠올릴 때마다 올라갑니다.**

한편으로 힘든 일이 있을 때 당시에는 화가 나더라도 빨리 잊어버리는 사람, 또는 스트레스를 발산하는 방법을 알고 있는 사람은 스트레스를 빨리 털어버릴 수 있으므로 심장 건강을 유지하는 데 도움이 됩니다.

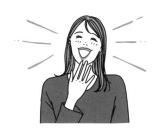

일이 힘들고 인간관계 때문에 고민이 많더라도 귀가 후나 주말에는 푹 쉬고 취미에 몰두하며 스트레스를 발산한다면 문제없습니다. 특별한 일을 하지 않아도 됩니다. 집에서 천천히 차를 마신다거나 친구를 만나서 수다를 떠는 등 자신이 편안함을 느끼고 마음이 안정되는 일을 하면 됩니다. 가능하다면 그 방법은 여러 개 있는 편이 좋습니다.

혈압이나 심박수를 낮추는 방법을 하나 늘리면 그만큼 심장이 더 오래 쉴 수 있습니다.

저자가 추천하는 스트레스 관리법 ②

'용기 있는 거리 두기'도 중요하다!

CHAPTER 2

타인에게 분노를 느끼거나 짜증이 나는 사람이 있습니다.

예를 들면 최근 코로나19가 확산되었을 때 "마스크를 하지 않은 사람을 보면 화가 난다"라고 하는 사람이 있었습니다. 그렇다고 억지로 그 사람에게 마스크를 씌울 수는 없는 노릇입니다.

"거기 마스크 좀 쓰세요!"라고 주의를 주었는데 상대방이 화를 낸다면 상황이 복잡해질 수 있고 그러한 과정에서 혈압이나 심박수가 올라가기라도 한다면 심장 건강에 악영향을 줍니다. 이럴 때

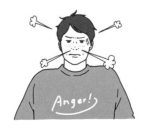

조금 과격한 표현일 수도 있지만 나를 화나게 하는 사람을 '난폭한 개'라고 생각해보는 것입니다.

난폭한 개에게 마스크를 씌우려고 하면 큰 소리로 짖을 것이고 물릴지도 모릅니다. 그런 상황을 초래하기보다는 조용히 그 자리를 피하고 안전한 곳으로 도망치는 것이 정답입니다. 도망친다는 말이 불편하게 느껴진다면 **용기 있는 후퇴**라고 생각하면 좋을 것입니다.

저자가 추천하는 스트레스 관리법 ③

'아무도 나를 보지 않는다'는 객관적인 관점으로 바라보기

또 한 가지 '심장 건강'에 있어 중요한 것은 주변의 시선을 의식하지 않는 것입니다. 스트레스는 사람들의 시선을 의식하기 때문에 생기는 경우가 많습니다.

'아무도 나를 보지 않는다. 아무도 나에게 기대하지 않는다'라고 생각하면 마음이 훨씬 편해집니다.

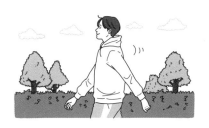

잘하려고 하지 말고
재미있게 하자

저는 방송에 출연하고 나서 그 사실을 깨달았습니다. 예전에는 방송에 출연한 후 '이 말을 해야 하는데…', '그런 말은 괜히 했다'와 같이 방송 중에 했던 발언을 떠올리며 '교감 신경'을 긴장시켰습니다.

하지만 그런 이야기를 가족이나 병원 식구들에게 해도 아무도 기억하지 못했습니다. "그런 말 했었어?", "그랬었나요?"와 같은 반응이었습니다.

기억한다고 하더라도 길어야 10일입니다. 1년 정도 지나면 100% 잊어버립니다. 그때 깨달은 사실이 말하는 내용보다도 말할 때 분위기가 중요하다는 점이었습니다. 웃으면서 말했다거나 진지하게 답변했다거나 하는 그 상황의 분위기는 모두 기억하고 있었습니다.

그 사실을 알게 되자 긴장이 풀리고 차분하게 발언할 수 있게 되었습니다. 그렇게 하니까 오히려 더 편안하게 좋은 이야기를 전할 수 있었습니다.

이것은 비단 방송에만 해당하는 이야기는 아닙니다. 예를 들면 휴일에 골프를 치러 갔을 때도 적용할 수 있습니다. 함께 골프 치는 사람들에게 '멋진 모습을 보여주고 싶다', '다른 사람들에게 지고 싶지 않다'라고 생각하면 긴장하거나 마음이 두근거려 심박수가 올라갑니다. 실제로 골프장에서 심근경색이 발생하는 경우도 꽤 있습니다.

저도 골프를 치다가 헛스윙을 하거나 땅볼을 치게 되면 얼굴이 빨개질 정도로 창피한데 다른 사람들은 내 플레이를 보지 않는다고 생각했더니 마음이 편해졌습니다. 프로 골퍼인 이시카와 료가 스윙을 한다면 모두가 관심을 보였겠지만 제가 스윙하는 모습은 아무도 보지 않습니다. 하물며 좋은 샷을 기대하지도 않습니다. 멋지지 않아도 아무런 상관이 없는 것입니다. 오히려

백년 심장 만들기

헛스윙이나 공을 제대로 맞히지 못하면 재미난 이야깃거리가 생기겠다는 생각으로 제 스윙을 보고 있을지도 모릅니다. 원래 골프를 무엇 때문에 시작했는지 생각해보기 바랍니다. 취미로 즐기기 위해 시작하지 않았나요?

나중에 취미의 중요성에 대해 말하겠지만, 취미인 골프를 하면서 심박수가 올라가 심장 건강에 나쁜 영향을 준다면 아무런 의미가 없습니다. 멋있을 필요도, 프로처럼 잘할 필요도 전혀 없습니다. 다른 취미나 스포츠도 마찬가지입니다.

좋은 결과를 얻지 못했다고 하더라도 개의치 말고 즐기는 일이 가장 중요합니다.

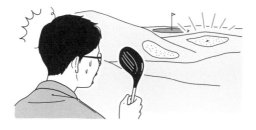

저자가 추천하는 스트레스 관리법 ④

가족이 스트레스를 줄 때는 거리를 두자

가족이나 집안일로 스트레스를 받는 사람도 적지 않습니다. 남편이나 아내 때문에 엄청난 스트레스를 받고 있다면 심장 건강을 생각해 이혼이나 별거를 하는 편이 더 낫습니다. 하지만 그 정도는 아니라면 **가능한 한 물리적인 거리를 두어야 합니다.**

최근에는 재택근무로 남편이 온종일 집에 있어서 짜증이 난다는 사람이 많아졌습니다. 우리 병원에 오는 환자들도 그런 이야기를 자주 합니다. 그럴 경우 걷기 운동을 하러 나가거나 카페로 피신하는 등 밖으로 나가 함께 있는 시간을 줄이라고 조언합니다.

밖에 나가면 기분 전환도 되기 때문에 일석이조입니다.

저자가 추천하는 스트레스 관리법 ⑤

몰두할 수 있는 취미가 있으면 사망률도 낮아진다

스트레스를 잘 이겨내기 위해서 중요한 것이 취미입니다. **취미에 몰두하면 마음이 편안해지고 부교감 신경이 우위에 서게 됩니다.** 반대로 취미가 전혀 없는 사람은 긴장된 상태가 계속 이어져 교감 신경이 쉴 수 없습니다.

도쿄의과치과대학교 등의 조사에 따르면, 취미가 많은 고령자가 사망 확률이 낮다는 결과도 있습니다. 심장 건강을 위해서라도 반드시 취미를 갖길 바랍니다.

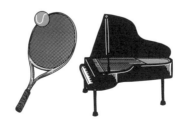

취미가 많을수록 사망 확률이 낮아진다!

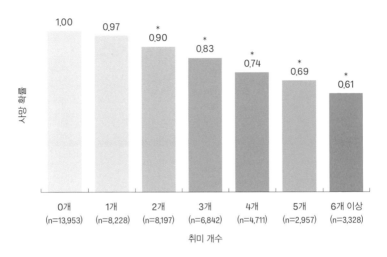

- 연령, 성별, 학력, 경제 상황, 취업 상황, 동거 유무, 혼인 상황, 흡연, 음주, BMI, IADL, 우울증 정도, 인지 기능, 주관적 건강도, 질환(암, 심장병, 뇌졸중, 당뇨병, 호흡기 질환, 기타)의 영향을 조정했습니다.
- *는 통계학적으로 유의미한 관련이 있었던 것을 표시한 것입니다.
- 취미 개수가 0인 사람이 기준입니다.

출처: 일본노년학적평가연구

부부가 공유할 수 있는 취미를 찾는다

저는 굳이 말하자면 사소한 일들에는 잘 신경을 쓰지 않는 성격으로 평소에 스트레스를 많이 받지 않습니다. 물론 다소 스트레스는 있지만 **취미인 테니스나 골프를 하며 발산**합니다.

백년 심장 만들기

반면, 아내는 꼼꼼하고 완벽주의인 성격입니다. 소아청소년과 의사로서 일할 때는 물론이고 가사나 육아도 완벽하게 해내려고 합니다. 물론 존경할 만한 일이지만 그만큼 스트레스가 많이 쌓입니다(스트레스의 원인 중 하나가 저의 꼼꼼하지 못한 성격 때문이기도 합니다).

그래서 스트레스를 풀 수 있는 일이 무엇일까 고민한 결과 재즈 피아노를 배우기 시작했습니다. 피아노를 치지 못하는 저는 아내가 원래 클래식 피아노를 했었기 때문에 재즈 피아노도 금방 배울 수 있을 것이라고 가볍게 생각했습니다.

그런데 클래식과 재즈는 같은 피아노라도 완전히 다르다고 합니다. 일본어와 영어 정도로 큰 차이가 있어서 완벽주의자인 아내는 거기서 또 스트레스를 받아 결국 역효과가 났습니다.

그래서 이번에는 제가 골프를 하자고 권유해보았습니다. 예전에는 제가 휴일에 골프를 치러 가면 집안일도 안 하고 하루 종일 놀기만 한다며 불만을 토로했었는데 같이 골프를 하면 그런 소리를 안 듣게 될지도 모른다는 불순한 의도도 있었습니다.

저의 간절함이 통했는지 아내는 골프에 푹 빠져 스트레스를 발산할 수 있는 취미를 가지게 되었습니다. 그때 **부부가 함께 취미를 공유**하는 것도 좋은 방법이라고 생각하게 되었습니다.

그런데 예상치 못했던 일이 벌어졌습니다. 골프를 잘 치게 된 아내가 저의 스윙을 보고 "그 스윙은 좀 이상해", "제대로 안 맞았어"라며 잔소리를 하기 시작한 것입니다. 아내는 스트레스 해소법을 찾은 듯한데 이번에는 제가 스트레스를 받고 있습니다.

이것만은 꼭 기억하자!

몰두할 수 있는 취미는 100년 동안 건강한 심장을 유지하는 데 중요하다!
고령자는 취미가 많을수록 사망 확률도 낮아진다!

저자가 추천하는 스트레스 관리법 ⑥

숨겨진 스트레스 정도를 확인해보자!

CHAPTER 6

스트레스는 일의 납기가 다가온다거나 내일 싫어하는 사람과 만나야 하는 그런 불편한 상황에서만 느끼는 것은 아닙니다.

예를 들면 스포츠 관람과 여행 등 즐거운 이벤트가 스트레스가 되어 심장에 부담을 주는 일도 있습니다. 또 본인이 스트레스를 느낀다는 사실을 자각하지 못하는 경우도 있기 때문에 객관적으로 자신의 상황을 잘 살피기 위해 대책을 세울 필요가 있습니다.

제가 외래 진료에서 만났던 많은 환자 중에 스트레스가 원인으로 혈압이나 심박수가 증가하거나 실제로 심장병이 악화한 환자들을 떠올리며 저만의 '스트레스 체크리스트'를 만들어보았습니다.

우선 이 체크리스트를 보며 심장 건강에 악영향을 주는 스트레스를 어느 정도 받고 있는지 확인해봅시다. 체크리스트 항목 중 하나라도 해당한다면 '심장 건강에 악영향을 줄 수 있는 수준의 스

214

백년 심장 만들기

'스트레스 체크리스트'로 스트레스 정도를 측정해보자

☐	극단적인 더위나 추위, 기후(기온, 기압 등)의 변화에 노출되어 있다
☐	본인 또는 가족, 반려동물의 질병이나 부상
☐	수면 부족
☐	운동 부족
☐	마감이나 할당량 때문에 마음이 조급하다
☐	일이나 집안 행사로 피곤하다
☐	가족이나 친구, 동료, 이웃과의 관계가 좋지 않다
☐	육아
☐	돌봄
☐	동거 가족이 늘어난다
☐	사랑하는 자녀의 독립
☐	남편(아내)이 퇴직해서 집에 있다
☐	소중한 사람(반려동물 포함)과 사별
☐	재해나 사고
☐	이사
☐	입시나 자격증 시험
☐	취업이나 이직
☐	결혼이나 이혼
☐	거액의 대출, 투자 실패
☐	과도한 기쁨

● 판정 기준

1개 이상 ⋯ 심장 건강에 악영향을 줄 수 있는 수준의 스트레스가 있다

3개 이상 ⋯ 스트레스 과잉 상태

5개 이상 ⋯ 심장병이 발생할 확률이 꽤 높은 수준

※ 해당 항목 수가 많을수록 스트레스 지수가 높다고 할 수 있다.

트레스가 있다'라고 생각할 수 있습니다.

그리고 해당 항목 수가 많을수록 스트레스 수준은 높아지고 '3개 이상이면 스트레스 과잉', '5개 이상이면 심장병이 발생할 확률이 꽤 높은 수준'이라고 할 수 있습니다. 이 책을 보면서 스트레스를 줄이고 심장병 발병 확률도 낮출 수 있기를 바랍니다.

분노를 다스리는 법 ①

화낼 필요가 없는 일에 화내면서 심장을 힘들게 하지 않는다

분노는 가장 큰 스트레스이자 '심장 건강'의 가장 큰 적입니다. 여기서는 분노를 잘 조절해서 심장 건강을 지키는 저만의 비결을 소개합니다.

최근에는 '분노 매니지먼트', '분노 조절'이라고 불리는 분노를 잘 다스리는 방법에 대한 연구가 이루어지고 있습니다. 화를 내면 심장 건강에 악영향을 줄 뿐만 아니라 냉정한 판단을 할 수 없게 되고 인간관계가 악화하는 등 좋은 점이 하나도 없습니다. 물론 화를 내는 것이 무조건 나쁘다는 것은 아닙니다. 가끔 화내야 하는 일이 생길 수 있고 좋은 의미에서 분노가 전진을 위한 원동력이 되기도 합니다.

하지만 우리가 일상생활에서 느끼는 대부분의 분노는 굳이 화낼 필요가 없는 일에 대해 느끼는 분노인 경우가 많습니다. 그렇다면 당연히 심장 건강을 생각해서 가능한 한 화내지 않고 평온한 마음으로 보내는 편이 좋습니다.

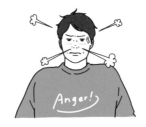

분노를 다스리는 법 ②
화나거나 짜증이 날 때 떠올리는 '마법의 말'

제가 항상 하는 말은 "지금 그 분노나 짜증은 당신의 소중한 심장과 혈관과 바꿀 수 있을 만큼 가치가 있는 것인가요?"입니다.

"이 사람 때문에 분노하면서 나의 둘도 없이 소중한 심장과 혈관을 희생해도 괜찮은가요?"

이렇게 자기 자신에게 물어보면서 무엇이 더 중요한지 생각해보기 바랍니다. 그러면 대부분의 분노가 **'자신의 건강, 심장의 건강을 희생하면서까지 필요하지는 않다'**라는 결론에 이르게 될 것입니다. 그러면 '그냥 내버려두자', '아무렴 어때'라며 마음을 내려놓을 수 있게 됩니다.

'마법의 말'로 단 몇 초 만에 분노를 억누른다

저도 젊을 적에는 욱할 때도 있었는데 최근에는 분노를 느끼는 일이 거의 없습니다. 하지만 저도 사람이기 때문에 가끔은 화가 나기도 합니다. 그럴 때는 앞서 말했듯이 '이 일이 나의 소중한 심장과 혈관을 다치게 해서까지 화낼 일인가?'라고 생각하면 자연스럽게 분노가 잦아듭니다.

일을 하다 보면 누구나 화가 나거나 짜증이 나는 일이 생깁니다. 하지만 그럴 때 이 '마법의 말'을 떠올려보기 바랍니다.

자신의 소중한 심장을 희생해서라도 분노해야만 하는 일이 과연 이 세상에 있을까요?

이렇게 생각하면 **거의 모든 분노는 털어버리는 것이 이득**이라는 사실을 깨닫게 될 것입니다. 화가 날 때, 짜증이 날 때는 저자가 소개하는 '분노를 다스리는 법'을 실천하면서 차분함을 되찾기 바랍니다.

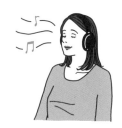

분노를 다스리는 법 ③

상대를 바꾸려고 하지 않으면 집안에서 화나는 일이 줄어든다

　분노라고 할 정도의 감정은 아니더라도 일상생활에서 초조하거나 욱하는 일은 있으리라 생각합니다. 가정에서는 대부분 남편이나 아내, 아이에게 화가 날 때가 많습니다.

　매일 만나다 보니 그 스트레스가 점점 더 쌓이게 되고 조금씩 심장에 부담을 줍니다. 그럴 때 가장 중요한 대처 방법은 **상대를 바꾸려고 하지 않는 것**입니다. 상대를 바꾸려고 하다가 뜻대로 되지 않으면 또 초조해지고 화가 납니다.

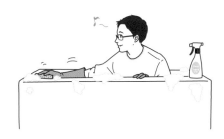

상대를 바꾸려고 하지 말고 자신을 바꾸자

앞에서도 말했지만 저의 아내는 깔끔하고 똑 부러지는 사람입니다. 소아청소년과 의사의 관점에서 청소에 관한 책을 낸 적이 있을 정도입니다.

한편 저는 덜렁대고 세세한 일에는 크게 신경 쓰지 않습니다. 집안일도 그렇게 잘하지 못합니다. 세면대를 사용한 후에 항상 물이 흥건하게 남아 있다고 아내에게 혼나기도 합니다. 신경 써서 닦으려고 하지만 가끔 잊어버리기도 하고 대충 닦아서 한 소리 들을 때도 있습니다.

하지만 그래도 저는 화내거나 짜증 내지 않고 조용히 다시 닦습니다. "조금 젖어 있으면 어때", "너무 꼼꼼한 거 아니야?"라고 살짝 반항할 뿐입니다. 저는 아내를 바꾸려고 한 적은 한 번도 없습니다. **상대를 바꾸려고 하기보다 자신의 생각이나 행동을 바꾸는 편이 더 편합니다.**

그래서 최근에는 가사도 가능한 한 많이 하려고 합니다. 식사 후 정리나 화장실 청소, 반려견을 돌보는 일은 제가 맡아서 하고 있습니다. 방 청소도 제가 일부를 맡아 주 1회나 2회 정도 합니다. 이렇게 말하면 집안일을 많이 분담하는 것처럼 들리겠지만 아무리 생각해도 아내가 더 많은 일을 하고 있습니다.

제가 담당하는 부분은 일부에 불과합니다. 이 사실을 알고 난 후에는 고분고분하게 가사를 하게 되었습니다. **집에서 쉬는 시간은 '심장이 휴식을 취하는 시간'**이기도 합니다. 일을 마치고 돌아와서 가족에게까지 화가 나거나 짜증이 난다면 심장은 쉬지 못합니다. 심장 건강을 유지하기 위해서라도 가능한 한 집에서는 평화를 유지하도록 해야 합니다.

이것만은 꼭
기억하자!

상대를 바꾸려고 하지 말고 자신을 바꾸자!
화가 날 때는 '심장 건강을 해치면서까지 화를 낼 일인가?'라는
마법의 말을 떠올리면서 분노를 가라앉힌다.

심장 건강을 지키는 발상법 ①

돌봄은 혼자서 다 떠안으려고 하지 말자

제 환자 중에도 돌봄으로 인해 지쳐 있거나 학교에서 따돌림을 당해 큰 스트레스를 받고 있는 사람이 정말 많습니다. 그런 사람에게는 **발상의 전환**을 하라고 추천합니다. 큰 슬픔은 심장에 타격을 줍니다. 제가 실천하고 있는 **슬픔으로부터 심장을 지키는 방법**을 소개하겠습니다.

돌봄 때문에 힘들어하는 사람들에게는 **쉬는 날을 만들어야 한다**고 말합니다. 돌봄에는 휴일이 없습니다. 쉬지 않으면 언젠가는 번

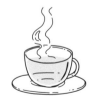

아웃이 옵니다. '틈틈이 휴식을 취하고 있으니까 문제없어', '자고 일어나면 괜찮아'라고 생각하는 사람도 있을지 모르지만 휴식 정도로는 역시 부족합니다.

어떻게든 하루 종일 쉴 수 있는 날을 만들어야 합니다. 그날은 다른 가족에게 맡기거나 도우미에게 부탁하도록 합시다. 그리고 가능하다면 휴일에는 집에서 보내지 말고 밖으로 나가 기분 전환을 하는 편이 좋습니다.

심장 건강을 지키는 발상법 ②

그 사람과 자신의 입장을
바꿔서 생각해본다

가족을 시설에 맡기는 일에 거부감이 있는 사람도 있습니다. 시설에 맡기고 싶은데 본인이 싫어해서 맡길 수가 없다고 고민하는 사람도 적지 않습니다. 그래서 자신이 돌보려고 무리하다가 스트레스가 쌓이고 번아웃이 와서 자신의 심장 건강을 해치는 사람도 사실은 많습니다.

그런 사람에게는 발상을 바꿔보라고 조언합니다. 그 사람과 자신의 입장을 바꿔서 생각해보는 것입니다.

즉, 자신이 상대방의 입장(돌봄을 받는 사람)이 되었을 때 가족에게 '시설로 갔으면 좋겠다'는 말을 들으면 받아들일 수 있을지 상황을 떠올려보는 것입니다. 그때 '가족에게 이 정도로 부담을 줄 바에는 시설에 가는 편이 낫겠다'라는 생각이 든다면 가족을 시설에 맡겨도 괜찮다고 생각합니다.

반대로 '시설에 들어가서는 견디기 힘들 것 같다'라고 생각한다면 안 보내는 편이 좋습니다. 자신이 부탁을 받았을 때 흔쾌히 받아들일 수 있다면 그러한 부탁은 가족에게 해도 됩니다. 반대로 '나는 절대 못 할 것 같다'라는 생각이 든다면 다른 사람에게 강요해서는 안 된다는 것이 판단 기준입니다.

다양한 사람과 만나면서 깨달은 사실은 자신이 같은 상황에 처했을 때 **'자신은 견디지 못할 일을 다른 사람에게 강요하면 결국 후회한다'**라는 것입니다. 그래서 만약 나라면 어떨지 입장을 바꿔 생각해보고 결론을 내면 후회하는 일은 줄어듭니다. 그 결과 시설에 맡긴다는 결론이 나왔다면 과감하게 맡기고, 그 대신에 면회 시간에는 최대한 웃는 얼굴로 만나러 가야 합니다. 그렇게 하는 편이 서로에게 더 도움이 되는 경우가 많습니다.

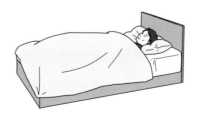

심장 건강을 지키는 발상법 ③

따돌림, 친구와 관계로 힘들다면 굳이 그 장소나 사람에게 연연할 필요는 없다

제 병원에는 중·고등학생 환자도 많이 옵니다. 복통이나 가슴 통증을 호소하는데 실제로 진찰해보면 위나 심장에는 문제가 없고 정신 건강에 문제가 있는 경우도 자주 있습니다. 이야기를 들어보면 '친구 관계 때문에 고민이 된다', '학교에 적응을 못 한다'와 같은 고민을 토로합니다. 등교 거부를 하는 학생도 많습니다.

따돌림이나 등교 거부로 고민하는 아이에게 저는 항상 **"억지로 그곳에 있을 필요는 없다"**라고 말합니다. 대학 진학을 생각한다면 고등학교를 그만두고 고졸 인정시험(한국의 고졸 검정고시에 해당-옮긴이)을 보면 되기 때문에 굳이 맞지 않는 환경에 억지로 머무를 필요는 없습니다.

대학생 중에도 학교나 친구들과 맞지 않는다고 고민을 말하는 사람도 있습니다. 그럴 때도 무리하게 학교에 가거나 친구들과 어울릴 필요는 전혀 없다고 생각합니다. 저도 그렇지만, 졸업하고 사회에 나가면 대학 시절 친구들과는 1년에 한 번 또는 수년 동안 한 번 만날까 말까 한 관계가 됩니다. 서로 일이나 집안일로 바빠서 그렇게 빈번하게 교류하지 못합니다. 사이가 좋았던 친구도 그런데 하물며 자신과 맞지 않는 사람과는 평생 다시 만날 일이 없을 것입니다.

"지금 학생의 어머니, 아버지를 봐도 그렇지 않나요? 학창 시절 친구들과 자주 못 만나요. 그러니까 지금 잘 안 맞는 사람, 싫어하는 사람과 굳이 친하게 지내려고 하지 않아도 됩니다. 평생 관계를 이어갈 필요가 없어요."

이렇게 말하면 모두 "그렇게 생각하니 마음이 편해졌다"라고 말하며 미소를 보입니다.

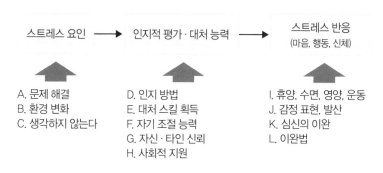

문부과학성에서 소개하는 스트레스 대처법

스트레스 요인 ➡ 인지적 평가 · 대처 능력 ➡ 스트레스 반응 (마음, 행동, 신체)

A. 문제 해결	D. 인지 방법	I. 휴양, 수면, 영양, 운동
B. 환경 변화	E. 대처 스킬 획득	J. 감정 표현, 발산
C. 생각하지 않는다	F. 자기 조절 능력	K. 심신의 이완
	G. 자신 · 타인 신뢰	L. 이완법
	H. 사회적 지원	

출처: 문부과학성

연연해하지 않는 삶을 통해 몸과 마음을 내려놓는다

이것은 사회인이 되고 나서도 적용되는 말입니다. 인간관계로 고민하는 사람의 대부분은 회사나 업무 관련 모임 등에 무리하게 참가하느라 지치고 힘들어합니다.

잘 맞지 않는 사람과는 거리를 두고, 너무 잘하려고 애쓰지 않으면 오히려 편해지는 경우도 많습니다. 일본인들은 착실하기 때문에 '지금 처한 환경에 나를 맞추어야 한다', '다른 사람들과 좋은

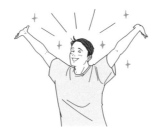

관계를 유지해야 한다'라고 생각하고 힘들어도 버티거나 어떻게든 맞추려고 무리하곤 합니다.

그런데 자기 몸을 힘들게 하고 소중한 심장에 부담을 주면서까지 자신과 맞지 않는 장소에 억지로 있을 필요는 없습니다. 회사도 마찬가지입니다. 회사에서도 따돌림이나 상사로부터 납득할 수 없는 이유로 갑질을 당하는 등 다양한 어려움이 있을 수 있습니다.

극도의 스트레스가 계속된다면 굳이 힘들게 버틸 필요가 없습니다. 과로나 직장 내 스트레스 등을 이유로 자살하는 사람이 끊임없이 나오고 있는데 그런 슬픈 일이 발생하기 전에 자신을 자유롭게 놓아주어야 합니다. 그 장소에서 벗어나 '새로운 세계'로 갈 수 있다면 그곳에서 '자신의 새로운 가능성'을 발견할 수도 있습니다.

가정도 예외는 아닙니다. '가족과 꼭 함께 살아야 한다', '사이좋게 지내야 한다'라는 생각은 고정 관념에 불과합니다. 거리를 두었을 때 오히려 관계가 좋아지는 경우도 있습니다.

힘든 상황을 참고 버티는 것은 자신만이 아닙니다. 자신의 심장도 필사적으로 버티고 있다는 사실을 잊어서는 안 됩니다.

이것만은 꼭 기억하자!

맞지 않는 상대와 장소에 굳이 머무를 필요는 없다!
당신의 심장도 힘들게 버티고 있다. 새로운 세계로 뛰어들자!

심장에 좋은 10가지
슈퍼 푸드와 5가지 슈퍼 드링크

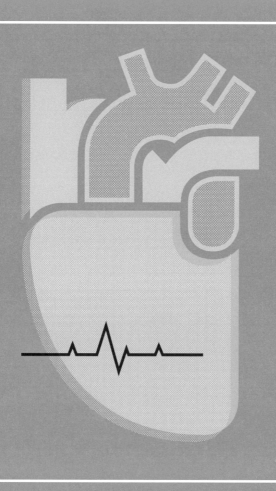

저자가 추천하는 슈퍼 푸드로 '심장 건강'을 지키자

특별 부록에서는 제4부에서 소개한 10대 주요 성분인 LTP, GABA, 케르세틴, EPA·DHA, 리코펜, 설포라판, 식이섬유, 엽산, 카카오 폴리페놀, 레드 와인 폴리페놀을 중심으로 심장에 좋은 성분을 많이 포함한 슈퍼 푸드와 레시피를 소개하겠습니다.

저도 일상적으로 먹고 있는 음식들인데 레시피도 간단하고 금방 만들 수 있는 음식들을 모았습니다. 요리할 때 꼭 참고로 해주세요.

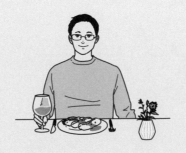

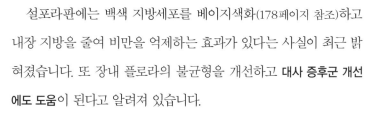

저자가 추천하는 슈퍼 푸드 ①

브로콜리의 약 20배!
브로콜리 새싹

★주요 성분: 설포라판

설포라판에는 백색 지방세포를 베이지색화(178페이지 참조)하고 내장 지방을 줄여 비만을 억제하는 효과가 있다는 사실이 최근 밝혀졌습니다. 또 장내 플로라의 불균형을 개선하고 **대사 증후군 개선에도 도움**이 된다고 알려져 있습니다.

설포라판은 브로콜리에 많이 포함되어 있는데, 특히 브로콜리 새싹에 많이 들어가 있습니다. 다 자란 브로콜리보다 약 20배나 농도가 높은 것도 있다고 합니다.

추천 레시피

간편하게 섭취하고 싶다면 가열하지 않고 그대로 먹으면 됩니다. 가열해서 먹는 것과 비교하면 흡수율에서 큰 차이가 있습니다. 가장 좋은 방법은 생으로 갈아서 먹는 것이지만 그렇게 하지 않더라도 잘 씹어서 먹으면 됩니다. 우리 집에서는 브로콜리 새싹을 정말 자주 먹습니다.

나중에 소개할 카르파초에 토핑하거나 구이 요리에 곁들이기도 합니다. 브로콜리도 자주 먹습니다. 브로콜리는 칼로리도 낮고 식감도 좋으며 단백질이 들어가 있어서 다이어트에도 좋은 채소입니다.

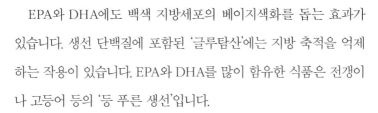

저자가 추천하는 슈퍼 푸드 ②

조리법이 중요하다!
등 푸른 생선회와 카르파초

★주요 성분: EPA, DHA

EPA와 DHA에도 백색 지방세포의 베이지색화를 돕는 효과가 있습니다. 생선 단백질에 포함된 '글루탐산'에는 지방 축적을 억제하는 작용이 있습니다. EPA와 DHA를 많이 함유한 식품은 전갱이나 고등어 등의 '등 푸른 생선'입니다.

참치나 흰 살 생선에도 꽤 많이 있지만 역시 등 푸른 생선이 압도적으로 많습니다.

추천 레시피

등 푸른 생선은 조리법이 중요합니다. 왜냐하면 EPA와 DHA는 가열하면 쉽게 손실되는 영양분이기 때문입니다. 생선구이나 조림은 약 20%, 튀기면 무려 50% 가까이 줄어든다고 합니다. 안타까운 일이 아닐 수 없습니다.

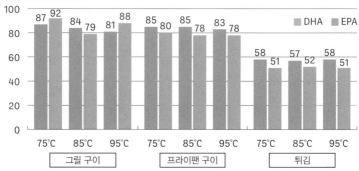

(EPA 및 DHA의 잔존율 %)

통 꽁치를 각각의 조리 방법으로 중심 온도가 75, 85, 95도가 될 때까지 가열했을 때와 조리 전 꽁치를 비교해보면 EPA와 DHA의 잔존율은 그릴과 프라이팬에서 구운 꽁치가 78~92%, 튀긴 꽁치가 51~58%였다.

출처: 일본지질영양학회, http://jsln.umin.jp/committee/omega2.html#:~:text

    그래서 생선은 조리하지 않고 먹는 것을 추천합니다. 회로 먹어도 좋고 카르파초도 좋습니다. 회에 간장을 찍어 먹기만 하면 질릴 수 있으니 서양식으로 카르파초를 만들면 색다른 느낌이 나서 맛있게 먹을 수 있습니다.

    가열하려면 포일 구이가 좋습니다. 포일로 싸기 때문에 영양 성분이 들어가 있는 기름이 빠져나가는 것을 최소한으로 줄일 수 있습니다.

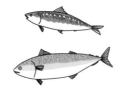

저자가 추천하는 슈퍼 푸드 ③

고등어 통조림으로
간단한 심장 강화 요리

★주요 성분: GABA, EPA, DHA, 리코펜, 케르세틴

요즘에는 **고등어 통조림**이 건강한 식재료로 인식되고 있습니다.

처음으로 제가 방송에서 소개했을 때는 전국의 슈퍼에서 고등어 통조림이 동이 날(!) 정도였습니다.

고등어 통조림은 가열한 것이라 EPA와 DHA가 손실된 것은 아닌지 걱정하는 사람도 있을지 모릅니다. 하지만 고등어 통조림은 생고등어를 통조림에 넣어서 뚜껑을 닫고 그 상태로 가열해서 만들기 때문에 EPA와 DHA가 그대로 다 담겨 있습니다.

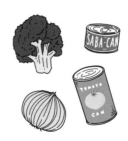

조금만 신경 쓰면 식탁이 화려해진다!
심장에 좋은 생선 요리법

우리 집에서는 평소에 생선을 많이 먹습니다. 특히 **횟감으로 판매하는 토막 생선**을 자주 구매합니다.

슈퍼에 물건을 사러 가기도 하냐는 질문도 자주 받는데 아내가 사 오라고 한 식재료를 사러 병원 근처 슈퍼에 자주 출몰합니다. 저녁 무렵에 가면 생선 토막은 마감 세일을 하기 때문에 그때를 노려서 구매합니다.

우선 첫날에는 회나 카르파초로 먹습니다. 카르파초는 발사믹 식초와 올리브유, 소금과 함께 먹습니다. 최근에는 카르파초 전용 소스나 올리브유를 섞기만 하면 되는 시즈닝 믹스와 같은 상품도 팔기 때문에 그러한 시판 상품을 활용해도 좋습니다. 여기에 브로콜리 새싹이나 양파 슬라이스를 곁들이면 설포라판이나 케르세틴도 동시에 섭취할 수 있어서 일석이조입니다.

다음 날까지 남아 있으면 포일 구이를 합니다. 가볍게 소금과 후추, 올리브유를 뿌려서 찌듯이 굽고 폰즈 소스(간장과 과즙 등을 섞은 일본식 소스-옮긴이)에 찍어 먹습니다.

포일 구이를 할 때는 버섯도 함께 넣습니다. 버섯에는 혈당치를 낮추는 효과가 있습니다. 특히 잎새버섯에는 알파글루칸(alpha-glucan), 베타글루칸(beta-glucan)이 포함되어 있어 면역력을 높이는 효과도 기대할 수 있습니다.

고등어 통조림 국물에는 영양분이 많이 포함되어 있는 만큼 버리지 말고 그대로 다 사용하는 것이 좋습니다.

제가 추천하는 것은 **GABA 고등어 요리**입니다. 저는 고등어 통조림에 있는 국물을 이용하는데, 그 속에 항산화 작용이 있는 브로콜리를 넣고 고등어 통조림 내용물을 전부 넣은 후 10분 정도 졸입니다. 브로콜리의 GABA와 고등어의 EPA와 DHA, 토마토의 리코펜을 모두 섭취할 수 있는 최강의 심장 강화 요리라고 할 수 있습니다.

물론 요리를 못하는 사람은 고등어 통조림을 그대로 먹어도 됩니다. 그럴 경우에는 양파 슬라이스를 토핑하면 추가로 케르세틴을 섭취할 수 있습니다.

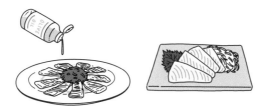

저자가 추천하는 슈퍼 푸드 ④

탄수화물인데도 영양 균형이 잘 잡힌 건강 푸드! 찰보리

★주요 성분: 식이섬유

찰보리는 보리의 한 종류로 **칼슘, 철분, 칼륨, 비타민B1, 단백질이 균형 있게 함유된 건강식품**입니다. 그리고 무엇보다 **식이섬유가 백미의 약 25배나 될 정도로 풍부**합니다.

찰보리에 들어가 있는 식이섬유는 베타글루칸이라고 하는 수용성 식이섬유입니다. 탄수화물의 흡수를 억제해 식후 혈당치가 올라가는 것을 막아줍니다. 또, 장내에서 유익균에 의해 발효되어 '단쇄 지방산'을 만듭니다. 단쇄 지방산이란 뷰티르산, 프로피온산, 아세트산 등의 유기산을 말합니다.

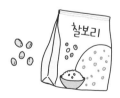

특히 뷰티르산은 장 상피세포의 가장 중요한 에너지원으로 항염증 작용 등 뛰어난 생리 효과를 발휘합니다. 찰보리는 톡톡 씹히는 식감도 좋고 배도 빨리 꺼지지 않는 데다가 칼로리는 백미의 2분의 1 정도입니다.

추천 레시피

찰보리를 먹는 방법은 매우 간단합니다. 백미에 섞어서 밥을 짓기만 하면 됩니다. 양은 취향에 따라서 원하는 대로 넣으면 되지만, 처음에는 백미 1홉에 찰보리 30g 정도로 시작하고 익숙해지면 백미와 찰보리 비율을 반반 정도로 해도 좋습니다.

저는 간편하게 이용할 수 있는 찐 찰보리 제품을 애용합니다. 찰보리 100%로 따로 밥을 지을 필요도 없이 가방에서 꺼내 바로 먹을 수 있어서 간편합니다. 이것을 바로 수프에 넣어서 찰보리 수프로 만들거나 카레를 할 때는 밥 대신에 사용하기도 합니다.

요거트에 넣거나 샐러드 위에 토핑을 해도 좋습니다. 알갱이가 느껴져서 무언가를 먹었다는 느낌이 있기 때문에 적은 양을 먹어도 만족도가 높아 다이어트에도 도움이 됩니다.

저자가 추천하는 슈퍼 푸드 ⑤

맛도 좋고 영양도 좋은 조합!
초콜릿 가바나

★주요 성분: GABA, 카카오 폴리페놀

바나나도 초콜릿도 GABA가 풍부한 식품입니다. 초콜릿에 GABA가 포함되어 있다는 사실은 예전부터 알려져 있었지만 바나나에도 있다는 사실은 최근에 밝혀졌습니다. 이 2가지를 조합한 '초콜릿 가바나'는 GABA를 2배로 많이 섭취할 수 있고 카카오 폴리페놀도 먹을 수 있기 때문에 심장 건강에는 매우 좋은 간식입니다.

추천 레시피

초콜릿은 되도록 탄수화물 함유량이 적고 카카오가 많이 들어가 있는 다크 초콜릿을 사용해야 합니다. 다크 초콜릿을 별로 좋아하지 않는 사람도 있을 것입니다. 우리 집도 초콜릿 세트를 선물받으면 카카오 함유량이 높은 순서대로 남습니다. 하지만 그것을 녹여서 바나나에 뿌리면 의외로 바나나의 단맛과 어울려 맛이 한층 더 좋아집니다.

초콜릿도 바나나도 다소 칼로리는 높지만 간식으로 스낵 과자나 단 빵을 먹는 것보다는 훨씬 낫다고 생각합니다. 바나나는 먹고 나면 포만감이 느껴지고 초콜릿을 바나나에 뿌려 먹으면 초콜릿을 지나치게 많이 먹는 것도 막을 수 있습니다. 항스트레스 효과도 기대할 수 있어 일하는 틈틈이 먹으면 좋습니다. 체중이 걱정된다면 가장 살이 잘 찌지 않는 시간인 오후 2시경에 먹는 것을 추천합니다(87페이지 참조).

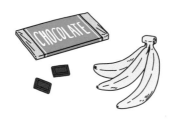

저자가 추천하는 슈퍼 푸드 ⑥

'심장에 좋은 식재료'들의 신선한 조합! 치즈 미소 된장국

★주요 성분: LTP

혈관을 젊게 유지해주는 LTP가 많이 들어간 식품 중 하나가 '블루 치즈'입니다. 푸른곰팡이 치즈라고도 합니다.

푸른곰팡이 치즈에는 '고르곤졸라', '로크포르', '스틸턴' 등이 있는데 비교적 무난하면서 먹기 편한 치즈가 '고르곤졸라'입니다. 블루 치즈를 싫어하는 사람은 '고다 치즈'도 상관없습니다.

추천 레시피

저는 10g 정도의 고다 치즈를 넣은 미소 된장국을 추천합니다. 둘 다 발효 식품이라서 항산화 물질이나 몸에 좋은 영양소를 다양하게 섭취할 수 있습니다. 된장에 들어가 있는 쌀누룩에도 소량이지만 LTP가 들어가 있습니다. LTP는 지나치게 많이 가열하면 파괴되기 때문에 치즈는 마지막에 넣는 것이 비결입니다.

미소 된장국에 치즈를 넣는다고 하면 이상하게 생각할지도 모르지만 의외로 궁합이 잘 맞으니 꼭 해보길 바랍니다. 다만 치즈를 넣으면 염도가 높아지기 때문에 그만큼 미소 된장은 조금만 넣어야 합니다. 치즈에 감칠맛이 있기 때문에 간을 약하게 해도 충분히 맛있게 먹을 수 있습니다.

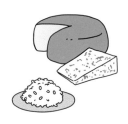

저자가 추천하는 슈퍼 푸드 ⑦

다이어트 효과도 있는 건강한 식재료의 대표 선수! 찐 대두

★주요 성분: 식이섬유

대두에는 식이섬유뿐만 아니라 올리고당이 들어 있습니다. 올리고당은 식이섬유와 마찬가지로 장내 유익균의 먹이가 됩니다. 이러한 복합적인 효과로 장내 환경이 개선됩니다. 물론 대두이기 때문에 단백질도 섭취할 수 있습니다.

제가 좋아하는 대두 식품은 찐 대두입니다. 저에게는 없어서는 안 되는 아이템입니다. 대두를 집에서 찌려면 쉽지 않은데 쪄서 판매하는 상품을 구매하면 포장을 뜯어서 바로 먹을 수 있습니다. 게다가 쪘기 때문에 영양분 손실도 없고 포슬포슬해서 맛도 좋습니다. 삶아도 좋지만 영양분이 손실되기 때문에 약간은 아쉬운 조리법입니다.

찐 대두는 무엇보다 탄수화물 함유량이 적고 포만감도 크다는 장점이 있습니다.

찐 대두는 밥과 함께 먹으면 탄수화물 섭취량을 줄일 수 있습니다. 요거트나 샐러드에 토핑해서 먹어도 좋습니다. 그리고 거기에 수프를 함께 곁들입니다. 최근에는 편의점 등에서 다양한 인스턴트 수프를 판매하고 있는데 반찬으로 먹기에는 다소 아쉬운 부분이 있습니다.

하지만 거기에 찐 대두를 넣으면 식이섬유, 단백질, 비타민, 미네랄뿐만 아니라 뼈에 좋은 이소플라본까지 섭취할 수 있어서 영양 균형도 잘 맞습니다. 게다가 콩을 씹어 먹으면 다 먹을 때까지 시간이 오래 걸리게 되고 먹는 동안 배고픈 느낌도 가시게 됩니다. 또, 포만감을 오래 느낄 수 있습니다.

찐 대두가 들어간 인스턴트 수프는 저도 즐겨 먹는 최고의 간식입니다.

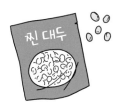

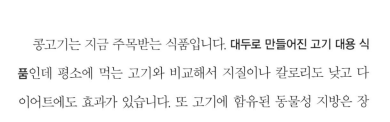

저자가 추천하는 슈퍼 푸드 ⑧

진짜 고기와 구분이 안 될 정도로 맛있다! 콩고기

★주요 성분: 식이섬유

콩고기는 지금 주목받는 식품입니다. **대두로 만들어진 고기 대용 식품**인데 평소에 먹는 고기와 비교해서 지질이나 칼로리도 낮고 다이어트에도 효과가 있습니다. 또 고기에 함유된 동물성 지방은 장내 유해균을 늘려 건강에 부정적인 영향을 주지만 고기 대신 콩고기를 섭취하면 장내 환경을 개선하는 효과를 기대할 수 있습니다.

고기 대용품이지만 최근에는 놀랄 정도로 맛있어서 진짜 고기와 구분이 되지 않을 정도입니다. 고깃결까지 진짜 고기와 비슷하고 식감도 좋은 제품이 많습니다.

서양에서는 콩고기를 비롯한 '식물성 고기' 시장이 급속도로 확대되고 있어 슈퍼에도 다양한 제품이 놓여 있습니다. 일본에서도 콩고기 시장은 더 성장할 것으로 보입니다.

물에 불려서 사용하는 건조 타입과 바로 먹을 수 있는 레토르트 타입 등 여러 가지가 있는데 일반적인 고기처럼 요리하면 됩니다. 최근에는 콩고기로 만든 햄버그스테이크나 햄도 판매되고 있습니다. 저는 예전부터 콩고기에 관심이 많았습니다. 《배부르게 먹으면서 내장지방을 줄일 수 있는 콩고기 다이어트》(아스콤)라는 책도 나와 있으니 관심이 있는 사람은 읽어보기를 바랍니다.

저자가 추천하는 슈퍼 푸드 ⑨

대두 플레이크, 콩비지 파우더로 부족한 양양소 채우자

★주요 성분: 식이섬유, 엽산

대두 식품 중에서는 대두 플레이크와 콩비지 파우더를 추천합니다. 콘플레이크가 아닌 대두 플레이크는 대두를 플레이크 상태로 만든 시리얼을 말합니다.

콩비지 파우더는 두부를 만들 때 두유를 짜고 남은 찌꺼기인 비지를 가루 형태로 만든 식품입니다. 둘 다 식이섬유가 풍부하고 비타민K나 철분, 엽산, 칼슘 등 부족해지기 쉬운 영양소가 많이 들어 있습니다.

추천 레시피

대두 플레이크는 콘플레이크처럼 그대로 우유와 두유에 넣거나 요거트와 섞어서 간단하게 대두를 섭취할 수 있기 때문에 즐겨 먹는 식품입니다. 콩비지 파우더는 요거트나 수프, 카레 등에 살짝 뿌리거나 섞기만 하면 됩니다. 특이한 향이나 맛이 나는 것은 아니라서 어떤 음식에도 잘 맞고 포만감도 느낄 수 있습니다.

저자가 추천하는 슈퍼 푸드 ⑩

최강의 '엽산 푸드' 김에 싼 아보카도

★주요 성분: 엽산, 식이섬유

아보카도는 심장 건강을 유지하는 데 도움이 되는 엽산뿐만 아니라 비타민B, 비타민E, 비타민K, 미네랄, 칼륨, 식이섬유 등 몸에 좋은 영양소가 풍부하게 들어 있는 슈퍼 푸드입니다.

추천 레시피

저는 아보카도를 포크로 뭉개서 소금과 후추, 레몬즙을 살짝 뿌려 김에 싸서 먹습니다. 술안주로 최고입니다. 아보카도와 김에는 둘 다 엽산이 다량으로 들어가 있기 때문에 엽산 푸드라고 해도 될 정도입니다.

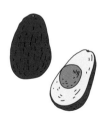

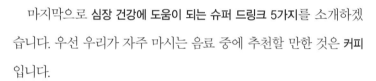

저자가 추천하는 슈퍼 드링크 ①

잘만 마시면 심장 건강을 지켜주는 커피

★ 카페인을 섭취한다!

마지막으로 **심장 건강에 도움이 되는 슈퍼 드링크 5가지**를 소개하겠습니다. 우선 우리가 자주 마시는 음료 중에 추천할 만한 것은 **커피**입니다.

의외로 잘 알려져 있지 않지만 커피가 심혈관 질환의 발병률을 낮춘다는 연구 결과가 전 세계에서 발표되고 있습니다. 유럽심장학회(ESC) 조사에 따르면, 커피를 하루에 0.5잔에서 3잔을 마시는 사람은 마시지 않는 사람과 비교해서 심근경색이나 뇌졸중 등에 의한 사망률이 약 17% 낮았다고 합니다. 일본의 조사에서는 하루에 3~4잔의 커피를 마시는 사람은 제2형 당뇨병 발생 확률이 남성은 약 17%, 여성은 약 38% 낮아진다는 결과도 발표되었습니다.

또, 커피에 들어 있는 카페인은 '행복 호르몬'이라고 불리는 도파민이나 세로토닌의 분비량을 늘린다고 합니다. 커피에는 항산화 작용이 있는 클로로젠산(폴리페놀의 일종)이 들어가 있어 이것도 혈관을 젊게 유지하는 데 도움이 된다고 합니다.

카페인의 작용으로 교감 신경이 긴장하는 것은 아닌지 우려하는 사람도 있을 수 있습니다. 분명 커피는 교감 신경을 자극하지만 말초 혈관의 혈류에는 그다지 큰 영향을 주지 않습니다. 특히 따뜻하게 마시면 혈관이 확장되기 때문에 혈압에도 좋은 영향을 줍니다. 심박수는 약간 올라갈 수 있지만 혈류에 주는 긍정적인 작용, 이완 효과를 생각하면 심박수 상승을 웃도는 장점이 있습니다.

다만, 카페인에 민감한 사람은 마시면 심장이 두근거리거나 몸에 이상을 느낄 수 있으므로 무리해서 마시지는 않도록 해야 합니다.

추천 레시피

적당량은 **하루에 2잔에서 4잔 정도**입니다. 하루에 5잔 이상 마시면 카페인을 과잉 섭취하게 되어 오히려 역효과가 날 수 있습니다.

저도 커피를 좋아해서 블랙커피를 하루에 3~4잔 정도 마십니다. 하지만 최근에는 저녁에 커피를 마시면 밤에 잠들기가 힘들어졌습니다. 수면을 생각하면 커피는 오후 3시 이후에는 마시지 않는 편이 좋습니다(114페이지 참조).

커피 이외에 홍차나 녹차도 효과가 있습니다. 특히 녹차에는 '카테킨'이 들어가 있어서 암 예방에도 도움이 됩니다.

저자가 추천하는 슈퍼 드링크 ②

의외로 맛있는 바나나 커피 스무디! 바나나의 'GABA'도 섭취

★주요 성분: GABA

커피를 활용한 조금 특이한 음료로 '바나나 커피 스무디'가 있습니다. 이 특이한 음료는 바나나와 커피, 우유 등을 넣어 만든 스무디입니다.

어떤 맛일지 상상이 안 될 수도 있지만 마셔보면 의외로 맛있습니다. 바나나에 포함된 GABA도 섭취할 수 있어서 추천하는 음료입니다.

추천 레시피

바나나 커피 스무디

바나나 한 개와 인스턴트 커피 2g(티스푼으로 한 스푼 가득), 우유 또는 두유 2분의 1컵을 믹서기에 넣고 부드러워질 때까지 갈아줍니다.

단맛을 추가하고 싶다면 꿀을 적당량 넣으면 좋습니다. 겨울에는 따뜻하게 여름에는 차갑게!

백년 심장 만들기

저자가 추천하는 슈퍼 드링크 ③

리코펜이 가득! 이것이야말로 '마법의 음료' 핫 토마토 주스

★주요 성분: GABA, 리코펜

항산화 작용이나 생활 습관병 예방에 효과가 있는 리코펜 섭취를 위해서도 토마토는 매일 적극적으로 먹어야 하는 식품입니다. 그대로 잘라서 샐러드에 넣어도 좋고 토마토소스 등 요리에 사용해도 좋습니다. 앞서 말했던 등 푸른 생선에 토마토를 넣으면 'GABA+리코펜' 효과로 심장에 좋은 건강식이 완성됩니다.

토마토를 쉽게 섭취하는 방법으로는 토마토 주스도 좋지만 추운 겨울에는 토마토 주스를 데워 레몬즙과 엑스트라 버진 오일을 넣은 '핫 토마토 주스'를 추천합니다. 또 아마자케(일본식 식혜-옮긴이)와 토마토 주스를 1:2의 비율로 컵에 넣고 전자레인지로 데운 '핫 토마토 아마자케'도 추천합니다. 저도 겨울에 아침 식사로 이 음료를 자주 마십니다.

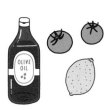

저자가 추천하는 슈퍼 드링크 ④

장수에 도움 되고 과식도 예방한다!
참마가 들어간 녹즙과 녹즙 밀크

★주요 성분: 식이섬유, 엽산

녹즙은 비타민, 미네랄이 풍부한 건강 음료이지만 여기에 **참마를 추가한 것**이 저의 추천 음료입니다. 참마에는 장내 유익균을 늘리거나 독감 바이러스를 물리치는 효과가 있다고 합니다. 물론 식이섬유도 풍부합니다.

녹즙과 참마를 함께 먹으면 건강 증진 효과가 한층 더 커집니다. 녹즙에 우유를 넣은 음료도 추천합니다.

우유에는 단백질이 들어 있어 근육을 만들고 혈액 중 수분을 유지하는 역할을 하기 때문에 열사병이나 탈수 현상이 발생하는 것을 막아 혈전증 예방에 도움이 됩니다. 또, 우유의 단백질에는 고혈압을 예방하는 효과도 있다는 사실이 밝혀지고 있습니다.

꿀이 들어간 녹즙 밀크

컵에 녹즙 파우더를 한 봉지 넣고 소량의 우유를 넣은 후 잘 섞습니다. 우유를 한 컵 정도 더 넣고 잘 섞은 후 약간의 따뜻한 물에 녹인 꿀을 1티스푼 넣습니다. 우유 대신에 두유나 마시는 요거트를 넣어도 됩니다. 녹즙 파우더는 우유 등에 잘 녹은 제품을 선택합니다.

마시는 시간은 언제든 상관없지만 배가 고플 때 마시면 포만감이 느껴지고 배고픈 느낌이 사라집니다. 또, 점심에 외식할 때나 식사 모임 전에 한 잔 마시면 과식을 막을 수 있습니다.

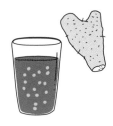

저자가 추천하는 슈퍼 드링크 ⑤

'지방 분해 호르몬' 촉진하는 시나몬 코코아

★주요 성분: 카카오 폴리페놀, 식이섬유, GABA

카카오나 시나몬에는 폴리페놀 중 하나인 프로시아니딘이 함유되어 있습니다. 프로시아니딘은 소장에서 나오는 '지방 분해 호르몬'이라고도 불리는 'GLP-1'의 분비를 촉진하는 작용이 있습니다.

GLP-1은 췌장에서 나오는 인슐린 분비를 촉진해 고혈당을 막고 뇌의 시상 하부에 작용해 식욕을 억제함으로써 비만을 예방하는 데에도 도움이 됩니다. 게다가 혈관을 확장시켜 혈압을 낮추는 효과도 있습니다.

또, 코코아에는 식이섬유나 GABA가 다량으로 함유되어 있어 장내 환경 개선과 함께 자율 신경 안정 효과를 기대할 수 있습니다. 심장병을 예방하기 위해 매일 마시면 좋은 음료입니다.

시나몬 코코아

작은 냄비에 코코아 파우더와 설탕 각각 한 큰술과 약간의 뜨거운 물을 넣고 잘 섞습니다. 여기에 2분의 1작은술 시나몬 파우더를 넣고 천천히 섞은 후 우유 한 컵을 넣습니다. 중간 불로 끓기 직전까지 데우고 미리 따뜻하게 해둔 컵에 붓습니다. 마시멜로 하나를 띄우고 시나몬 파우더를 살짝 뿌려주면 완성됩니다.

학창 시절에 자주 가는 카페에서 마시멜로를 넣은 따뜻한 시나몬 코코아를 자주 마셨던 기억이 납니다. 배가 고플 때 과자를 먹기보다는 시나몬 코코아를 한 잔 마셔보는 건 어떨까요? 여름에는 냉장고에 넣어서 차갑게 한 **아이스 시나몬 코코아**를 추천합니다.

마무리하며

이 책의 원고를 탈고하기 직전의 일입니다. 우리 병원의 환자 가족과 이웃 사람 중 8명이 일주일 사이에 급성 심부전을 일으킨 일이 있었습니다. 안타깝게도 그중 7명이 목숨을 잃었습니다. 4명이 심근경색, 3명이 대동맥 박리였습니다.

대동맥 박리는 심장에서 전신으로 혈액을 보내는 대동맥이 찢어지는 것을 말하는데 심장과 가까운 혈관에서 발생하면 매우 위험합니다. 심장을 둘러싼 막과 근육 사이에 혈액이 들어가 심장을 강하게 압박하는 심장눌림증(cardiac tamponade)이 발생해 결과적으로 혈압이 떨어지고 급사하는 경우도 있기 때문입니다.

사실 이렇게 짧은 시간 동안 이 정도로 많은 사람이 급성 심부전을 일으킨 사례는 과거에 우리 병원에서는 없었던 일입니다. 생각할 수 있는 원인은 10년 만에 찾아온 한파입니다. 우리 병원이 있는 도쿄 서부도 매우 추운 날이 계속되었습니다.

그리고 의아하게도 8명 전원이 여성이었습니다. 모두 70대였지만 건강하던 분들이었습니다. 생각해보면 짐작 가는 것이, 여성분들은 아침에 일찍 일어나서 집이 따뜻하지 않을 때 아침 식사 준비를 하거나 빨래를 하는 등 집안일을 하는 사람이 많다는 점입니다. 8명이 급성 심부전을 일으킨 순간은 모두 아침이었습니다. 이 책에서도 말했듯이 추운 곳에서 갑자기 움직이면 혈압이 급격하게 올라가 심장에 과도한 부담을 주게 되어 이렇게 불행한 혈관 질환이 발생하는 것입니다.

이 책을 재미있게 읽고 있었는데 마지막에 와서 이렇게 슬픈 이야기는 듣고 싶지 않다고 생각하는 사람도 있을지 모릅니다.

하지만 이것은 **누구에게나 일어날 수 있는 일**입니다. 이러한 갑작스러운 혈관 문제는 언뜻 보기에는 한파로 인한 히트 쇼크(급격한 체온 변화로 인해 발생하는 혈관 질환-옮긴이)가 원인인 것처럼 보이지만 가장 **근본적인 문제는 급격한 온도 차이로 인한 혈압의 급상승**입니다.

가장 영향을 끼치는 것이 생활 습관입니다. 최근 수년 동안 코로나19의 확산으로 '동맥 경화를 일으키기 쉬운 생활 습관'을 갖게 된데다가 급격한 온도 차이가 발생하면 이렇게 심부전이 발생하기도 하는 것입니다. 그리고 이러한 위기는 모두의 가까이에 다가와 있을지도 모릅니다.

'들어가며'에서도 말했듯이 코로나 사태가 끝나고 일상생활이 회복되고 있는 지금, 레저 활동이나 스포츠 등을 할 기회가 많아질 것입니다. 그때 갑자기 심박수나 혈압이 급상승하면 심장이 타격을 받게 되고 치명적인 혈관 질환이 발생할 수 있습니다. 이미 발생하고 나면 되돌릴 수 없습니다.

오늘 지금 이 순간부터 바로 이 책에 나와 있는 건강 비결을 실천하고 심장을 잘 관리해 심장 건강을 지켜나가길 바랍니다. 100세 시대라고 불리는 지금, 이 책을 읽은 모든 독자가 오랫동안 심장 건강을 유지해 행복한 하루하루를 보낼 수 있기를 진심으로 기원합니다.

2023년

이케타니의원 원장 의학박사

이케타니 도시로

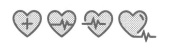

백년 심장 만들기

1판 1쇄 인쇄 2023년 9월 6일
1판 1쇄 발행 2023년 9월 13일

지은이 이케타니 도시로
옮긴이 이효진
펴낸이 김기옥

경제경영팀장 모민원
기획 편집 변호이, 박지선
마케팅 박진모
지원 고광현, 김형식, 임민진
제작 김형식

표지 디자인 곰곰사무소
인쇄·제본 민언프린텍

펴낸곳 한스미디어(한즈미디어(주))
주소 04037 서울특별시 마포구 양화로 11길 13(서교동, 강원빌딩 5층)
전화 02-707-0337 | 팩스 02-707-0198 | 홈페이지 www.hansmedia.com
출판신고번호 제 313-2003-227호 | 신고일자 2003년 6월 25일

ISBN 979-11-6007-961-6 03510